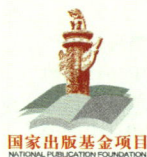

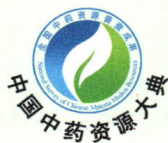

中国中药资源大典
——中药材系列

中药材生产加工适宜技术丛书
中药材产业扶贫计划

杜仲生产加工适宜技术

总 主 编　黄璐琦

主　　编　张水寒　谢　景

副 主 编　梁雪娟　王勇庆　金　剑

中国医药科技出版社

内 容 提 要

《中药材生产加工适宜技术丛书》以全国第四次中药资源普查工作为抓手，系统整理我国中药材栽培加工的传统及特色技术，旨在科学指导、普及中药材种植及产地加工，规范中药材种植产业。本书为杜仲生产加工适宜技术，包括：概述、杜仲药用资源、杜仲栽培技术、杜仲特色适宜技术、杜仲药材质量评价、杜仲现代研究与应用等内容。本书适合中药种植户及中药材生产加工企业参考使用。

图书在版编目（CIP）数据

杜仲生产加工适宜技术 / 张水寒，谢景主编 . — 北京：中国医药科技出版社，2018.3

（中国中药资源大典 . 中药材系列 . 中药材生产加工适宜技术丛书）

ISBN 978-7-5067-9782-5

Ⅰ . ①杜… Ⅱ . ①张… ②谢… Ⅲ . ①杜仲—中药加工 Ⅳ . ① R282.71

中国版本图书馆 CIP 数据核字（2017）第 292398 号

美术编辑 陈君杞
版式设计 锋尚设计

出版 中国医药科技出版社
地址 北京市海淀区文慧园北路甲 22 号
邮编 100082
电话 发行：010-62227427 邮购：010-62236938
网址 www.cmstp.com
规格 710×1000mm ¹/₁₆
印张 7 ¹/₄
字数 65 千字
版次 2018 年 3 月第 1 版
印次 2018 年 3 月第 1 次印刷
印刷 北京盛通印刷股份有限公司
经销 全国各地新华书店
书号 ISBN 978-7-5067-9782-5
定价 20.00 元

中药材生产加工适宜技术丛书

—— 编委会 ——

总 主 编 黄璐琦

副 主 编 （按姓氏笔画排序）

王晓琴	王惠珍	韦荣昌	韦树根	左应梅	叩根来
白吉庆	吕惠珍	朱田田	乔永刚	刘根喜	闫敬来
江维克	李石清	李青苗	李旻辉	李晓琳	杨 野
杨天梅	杨太新	杨绍兵	杨美权	杨维泽	肖承鸿
吴 萍	张 美	张 强	张水寒	张亚玉	张金渝
张春红	张春椿	陈乃富	陈铁柱	陈清平	陈随清
范世明	范慧艳	周 涛	郑玉光	赵云生	赵军宁
胡 平	胡本详	俞 冰	袁 强	晋 玲	贾守宁
夏燕莉	郭兰萍	郭俊霞	葛淑俊	温春秀	谢晓亮
蔡子平	滕训辉	瞿显友			

编　　委 （按姓氏笔画排序）

王利丽	付金娥	刘大会	刘灵娣	刘峰华	刘爱朋
许 亮	严 辉	苏秀红	杜 弢	李 锋	李万明
李军茹	李效贤	李隆云	杨 光	杨晶凡	汪 娟
张 娜	张 婷	张小波	张水利	张顺捷	林树坤
周先建	赵 峰	胡忠庆	钟 灿	黄雪彦	彭 励
韩邦兴	程 蒙	谢 景	谢小龙	雷振宏	

学术秘书 程　蒙

本书编委会

主　　编　张水寒　谢　景

副 主 编　梁雪娟　王勇庆　金　剑

编写人员　（按姓氏笔画排序）

王勇庆（湖南省中医药研究院）

刘雪辉（湖南省中医药研究院）

沈冰冰（湖南省中医药研究院）

张水寒（湖南省中医药研究院）

陈　林（湖南省中医药研究院）

金　剑（湖南省中医药研究院）

秦　优（湖南中医药大学）

唐雪阳（湖南省中医药研究院）

梁雪娟（湖南省中医药研究院）

谢　景（湖南省中医药研究院）

蔡　媛（湖南省中医药研究院）

序

我国是最早开始药用植物人工栽培的国家，中药材使用栽培历史悠久。目前，中药材生产技术较为成熟的品种有200余种。我国劳动人民在长期实践中积累了丰富的中药种植管理经验，形成了一系列实用、有特色的栽培加工方法。这些源于民间、简单实用的中药材生产加工适宜技术，被药农广泛接受。这些技术多为实践中的有效经验，经过长期实践，兼具经济性和可操作性，也带有鲜明的地方特色，是中药资源发展的宝贵财富和有力支撑。

基层中药材生产加工适宜技术也存在技术水平、操作规范、生产效果参差不齐问题，研究基础也较薄弱；受限于信息渠道相对闭塞，技术交流和推广不广泛，效率和效益也不很高。这些问题导致许多中药材生产加工技术只在较小范围内使用，不利于价值发挥，也不利于技术提升。因此，中药材生产加工适宜技术的收集、汇总工作显得更加重要，并且需要搭建沟通、传播平台，引入科研力量，结合现代科学技术手段，开展适宜技术研究论证与开发升级，在此基础上进行推广，使其优势技术得到充分的发挥与应用。

《中药材生产加工适宜技术》系列丛书正是在这样的背景下组织编撰的。该书以我院中药资源中心专家为主体，他们以中药资源动态监测信息和技术服务体系的工作为基础，编写整理了百余种常用大宗中药材的生产加工适宜技术。全书从中药材的种植、采收、加工等方面进行介绍，指导中药材生产，旨在促进中药资源的可持续发展，提高中药资源利用效率，保护生物多样性和生态环境，推进生态文明建设。

丛书的出版有利于促进中药种植技术的提升，对改善中药材的生产方式，促进中药资源产业发展，促进中药材规范化种植，提升中药材质量具有指导意义。本书适合中药栽培专业学生及基层药农阅读，也希望编写组广泛听取吸纳药农宝贵经验，不断丰富技术内容。

书将付梓，先睹为悦，谨以上言，以斯充序。

中国中医科学院 院长

中 国 工 程 院 院 士

丁酉秋于东直门

总 前 言

中药材是中医药事业传承和发展的物质基础，是关系国计民生的战略性资源。中药材保护和发展得到了党中央、国务院的高度重视，一系列促进中药材发展的法律规划的颁布，如《中华人民共和国中医药法》的颁布，为野生资源保护和中药材规范化种植养殖提供了法律依据；《中医药发展战略规划纲要（2016—2030年）》提出推进"中药材规范化种植养殖"战略布局；《中药材保护和发展规划（2015—2020年）》对我国中药材资源保护和中药材产业发展进行了全面部署。

中药材生产和加工是中药产业发展的"第一关"，对保证中药供给和质量安全起着最为关键的作用。影响中药材质量的问题也最为复杂，存在种源、环境因子、种植技术、加工工艺等多个环节影响，是我国中医药管理的重点和难点。多数中药材规模化种植历史不超过30年，所积累的生产经验和研究资料严重不足。中药材科学种植还需要大量的研究和长期的实践。

中药材质量上存在特殊性，不能单纯考虑产量问题，不能简单复制农业经验。中药材生产必须强调道地药材，需要优良的品种遗传，特定的生态环境条件和适宜的栽培加工技术。为了推动中药材生产现代化，我与我的团队承担了农业部现代农业产业技术体系"中药材产业技术体系"建设任务。结合国家中医药管理局建立的全国中药资源动态监测体系，致力于收集、整理中药材生产加工适宜技术。这些适宜技术限于信息沟通渠道闭塞，并未能得到很好的推广和应用。

本丛书在第四次全国中药资源普查试点工作的基础下，历时三年，从药用资源分布、栽培技术、特色适宜技术、药材质量、现代应用与研究五个方面系统收集、整理了近百个品种全国范围内二十年来的生产加工适宜技术。这些适宜技术多源于基层，简单实用、被老百姓广泛接受，且经过长期实践、能够充分利用土地或其他资源。一些适宜技术尤其适用于经济欠发达的偏远地区和生态脆弱区的中药材栽培，这些地方农民收入来源较少，适宜技术推广有助于该地区实现精准扶贫。一些适宜技术提供了中药材生产的机械化解决方案，或者解决珍稀濒危资源繁育问题，为中药资源绿色可持续发展提供技术支持。

本套丛书以品种分册，参与编写的作者均为第四次全国中药资源普查中各省中药原料质量监测和技术服务中心的主任或一线专家、具有丰富种植经验的中药农业专家。在编写过程中，专家们查阅大量文献资料结合普查及自身经验，几经会议讨论，数易其稿。书稿完成后，我们又组织药用植物专家、农学家对书中所涉及植物分类检索表、农业病虫害及用药等内容进行审核确定，最终形成《中药材生产加工适宜技术》系列丛书。

在此，感谢各承担单位和审稿专家严谨、认真的工作，使得本套丛书最终付梓。希望本套丛书的出版，能对正在进行中药农业生产的地区及从业人员，有一些切实的参考价值；对规范和建立统一的中药材种植、采收、加工及检验的质量标准有一点实际的推动。

2017年11月24日

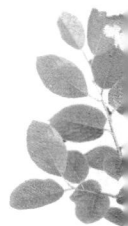

前　言

　　中医药产业是我国的传统产业，中药材是中医药产业发展的物质基础，也是中医药体系中产业链最重要的一环。我国中药资源优势突出，全国中药材种植面积超过5000多万亩，栽培品种达200多种，中药材生产基地达600多个，基本形成了以中药材种植养殖、产地初加工和专业市场为主要环节的中药材产业，并呈现出持续发展的良好态势。

　　近年来，我国高度重视中药材产业的发展，从2009年《国务院关于扶持和促进中医药事业发展的若干意见》，到2013年《关于进一步加强中药材管理的通知》，到2015年的《中药材保护和发展规划（2015—2020年）》和《中医药健康服务发展规划（2015—2020年）》，再到2016年《中医药发展战略规划纲要（2016—2030年）》，资金扶持超过5个亿，中医药产业的发展迎来良好的发展时期。

　　中医药产业发展的始端源于药材的种植，中药材生产规范化是中药产业现代化发展的基础和关键。目前，我国中药材种植主要以个体农户为主，中药材种植户负责中药材种植的全过程，个体分散、种植模式粗放、中药材生产加工经验和技术缺乏、科研成果转化薄弱，导致了我国中药材质量整体较差、生产规模小、产业集中度低、市场控制力差等问题，严重制约了我国中药材产业的发展。为了产业的长远发展，要加强对中药材种植养殖的科学引导，以市场需求为导向，科学规划，合理发展生产，加强中药材发展的领导和管理机制，制定相关保护和扶持政策，推动产业从传统化向现代化、新型化发展。

为响应政策导向、社会所需，组织编写了《中药材生产加工适宜技术丛书》系列之《杜仲生产加工适宜技术》。本书总共分为六章，详细介绍了杜仲生产加工适宜技术，内容包括生物学特性、地理分布、适宜种植技术、良种繁育、采收与加工技术、质量评价、化学成分与药理作用、产品开发及应用等。本书基于实际生产过程和最新科研成果编撰而成，符合中药材规范化种植的要求，保护杜仲资源的可持续发展，同时对指导药农进行生产具有实际的指导意义。

本书的编写得到了湖南省中医药研究院各位老师的鼎力支持，书中部分内容参考了相关文献，在此一并表示感谢。

鉴于编者水平所限，书中疏漏之处在所难免，真诚希望广大读者提出宝贵意见，以便今后修订。

编者

2017年10月

目　录

第1章

概　述

杜仲Eucommia ulmoides Oliv.为杜仲科Eucommiaceae杜仲属Eucommia落叶乔木，是第四纪冰川侵袭后残留下来的古老孑遗树种，有"活化石植物"的美称，被列为国家二类重点保护树种。杜仲药用历史悠久，《神农本草经》将其列为上品，性味辛、平，有补中益精气、坚筋骨、补肝肾、补气血、补脾利湿之效，久服之，能轻身抗老、强健身体。

杜仲传统用药部位为树皮，但近年来发现杜仲叶具有与杜仲皮相似的药理作用，也可入药。杜仲含有环烯醚萜类、苯丙素类、黄酮类、杜仲胶等成分，具有降血压、增强免疫、抗疲劳、抗衰老、抗癌、预防骨质疏松等功效，尤其降压作用，在临床上被广泛地使用，松脂醇二葡萄糖苷则是杜仲皮中已知的、具有降血压功效的活性成分。此外，杜仲中多糖具有免疫调节、抗肿瘤、抗病毒等多种活性。

杜仲在我国分布较广，地理分布位置为北纬25°～35°，东经104°～119°，中心栽培产区为北纬27°～33°，东经105°～115°，大多数分布在华中和西南暖温带气候区内，即黄河以南，五岭以北，甘肃以西。中心产区在湘西北、陕南、川东、川北、滇东北、黔北、黔西、鄂西等地。

杜仲全身是宝，对杜仲开发呈现全方位的趋势，从杜仲树皮到杜仲叶、花粉、果实、种子，乃至内生真菌，均具有广泛关注。对杜仲开发主要以中成药为主，包括杜仲平压片、杜仲颗粒、杜仲壮骨胶囊等；从杜仲中提取的杜仲胶作为一种天然高分子，具有质硬、耐摩擦、耐水、熔点低、易加工等优点，长期以来用作塑料代用品，也可开发用作医疗、保健、康复等多用途的人体医用功能材料。我国也已开发出杜仲茶、杜仲花提取物胶囊、杜仲口服液、杜仲饮料等保健产品，市场上相继出现了杜仲饼干、杜仲糖、杜仲口香糖等特色食品，杜仲产业已形成了多产品、多层次的产业格局，杜仲有望成为21世纪继银杏叶之后最具有开发价值的药品、保健食品资源之一。

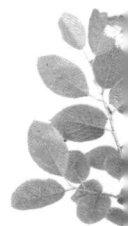

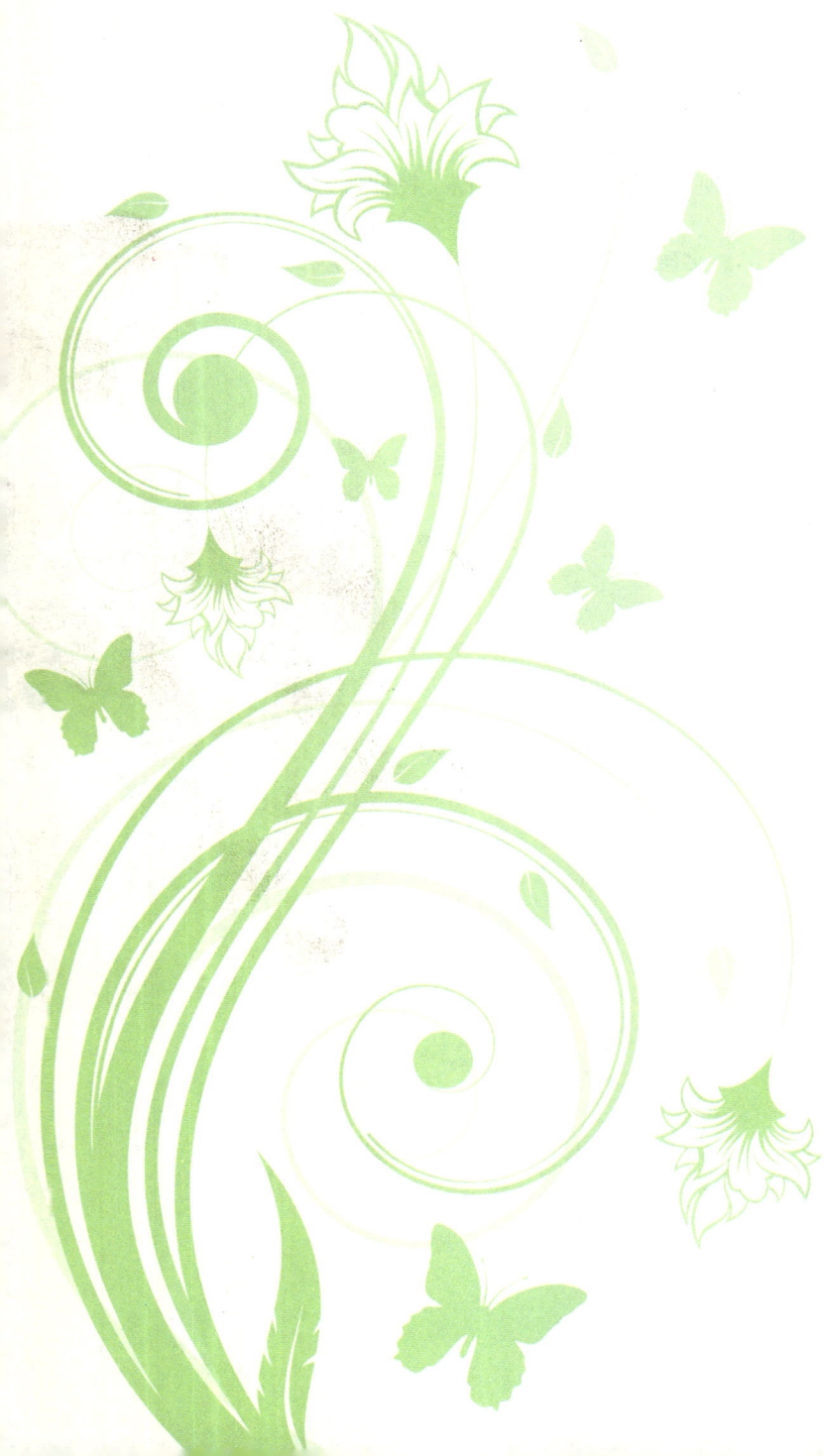

第 2 章

杜仲药用资源

一、形态特征

杜仲*Eucommia ulmoides* Oliver为落叶乔木，高达20m，树径约50cm（图2-1）。树皮灰褐色，粗糙，内含橡胶，折断拉开有多数细丝。嫩枝有黄褐色毛，老枝有明显的皮孔。芽体卵圆形，外面发亮，红褐色，有鳞片6～8片，边缘有微毛。叶椭圆形、卵形或矩圆形，薄革质，长6～15cm，宽3.5～6.5cm，基部圆形或阔楔形，先端渐尖，上面暗绿色，初时有褐色柔毛，不久变秃净，老叶略有皱纹，下面淡绿，初时有褐毛，以后仅在脉上有毛，侧脉6～9对，与网脉在上面下陷，在下面稍突起；边缘有锯齿，叶柄长1～2cm，上面有槽，被散生长毛（图2-2）。花生于当年枝基部，雄花无花被，花梗长约3mm，无毛，苞片倒卵状匙形，长

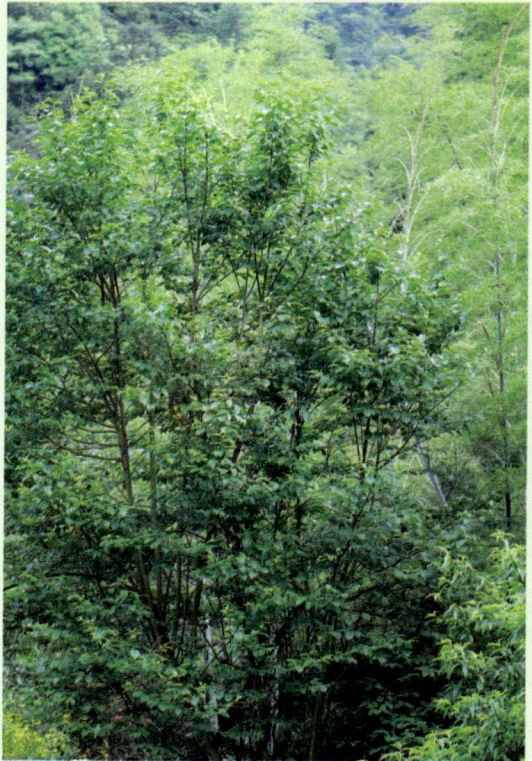

图2-1　杜仲原植物

6～8mm，顶端圆形，边缘有睫毛，早落；雄蕊长约1cm，无毛，花丝长约1mm，药隔突出，花粉囊细长，无退化雌蕊。雌花单生，苞片倒卵形，花梗长8mm，子房无毛，

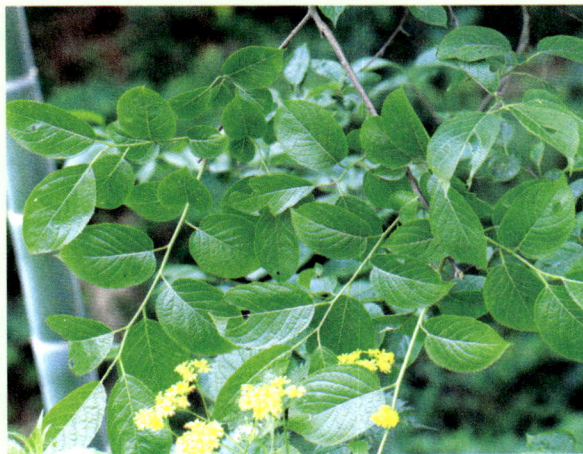

图2-2　杜仲叶的形态特征

1室，扁而长，先端2裂，子房柄极短。翅果扁平，长椭圆形，长3～3.5cm，宽1～1.3cm，先端2裂，基部楔形，周围具薄翅；坚果位于中央，稍突起，子房柄长2～3mm，与果梗相接处有关节。种子扁平，线形，长1.4～1.5cm，宽3mm，两端圆形。早春开花，秋后果实成熟。

杜仲科仅1属1种，中国特有，分布于华中、华南、华西、西南及西北各地，广泛栽培。

二、生物学特性

（一）杜仲植株生长发育特性

1. 花、种子习性

杜仲为风媒花，雌雄异株。一般定植10年左右才能开花，在植株性未成熟

前，不能从种子、苗木和幼树的外部形态来区别杜仲雌雄。雄株花芽萌动早于雌株，雄花先叶开放，花期较长，雌花与叶同放，花期较短。但由于分布的地理位置不同，其花芽萌动早晚及花期长短也略有区别。如在陕西省西安地区，杜仲雄株花芽在3月底萌动，雌株花芽在4月初萌动，相差3~5天，4月10日前后与叶同放，叶于4月中下旬迅速发育，5月陆续定型，6~8月生长旺盛，10月开始落叶，9~10月果实成熟。在河南省，杜仲雄株萌动期比雌株提前10~15天，雄株花期基本上为1个月左右（3月中下旬至4月中下旬），散粉期3天，雌花期大约12天。在北京地区，杜仲在3月上旬花芽膨大，下旬花芽开始绽放。在湖南地区一般雄花的开花时间为3月中旬到4月中旬，雌花的开花时间比雄花晚10天左右，持续时间也将近一个月。在杜仲林中，一般雄株占林分的10%左右，即可保证雌株受粉。杜仲种子较大，千粒重80g左右，种子寿命0.5~1年。杜仲果皮含有胶质，阻碍种子吸水，具有休眠特性，用砂藏处理打破休眠后，在地温8.5℃时开始萌动，在15℃左右条件下，2~3周即可出苗。其种子最适萌发温度为11~17℃，大于32℃时发芽受到抑制。

2. 萌芽习性

杜仲是萌芽力特强的树种。根际或枝干，一旦经受创伤，如采伐、机械损伤、冻伤等，休眠芽立即萌动，长出萌芽条。一根伐桩，一般可发10~20根枝条，有的可达40根。不加人为干预，自然地最后只能留存1株或2~3株。这种萌生幼树生长迅速，叶片一般长20cm，宽9.5cm，较实生树大1～1.5倍，最长的还可达36cm。据研究，一般二十五年生杜仲树，冬季砍伐后，由伐桩萌发出的萌生幼树，四年生树高达5.5m，树径达8.5cm，超过同一生态环境条件下12年实生树的生长速度。目前湖南江垭林场以采收杜仲叶为主的矮化林种植均是利用这一原理，春季杜仲萌芽前，离地30～100cm，呈斜面手锯成品杜仲主干，在截面涂抹伤口愈合剂防止腐烂长霉，清理杂树、灌木和杂草等，萌芽后留取5～6个健壮的芽培育成枝条。

老龄杜仲采伐后，其根的萌芽力弱，壮年树、幼年树萌芽力强；冬季采伐，开春萌芽，当年秋季即可木质化；春夏采伐，亦能萌芽。此外，生长在光照充足、田坎边的杜仲树，侧根露出或靠近土表，或因受机械损伤，也可萌发出根蘖条，一株成年杜仲树，一般可由侧根另萌1～2株根蘖树，最多可达4～5株。杜仲具有萌芽力极强的这种特性，对实行无性繁殖和矮林作业有重要意义。

3. 茎的生长习性

（1）茎高的生长 杜仲生长速度在1～10年内较慢，特别在播种后的2～3年内，树高仅有1.5～2.5m。因其树干的直立性强。这一段时间只有主干，基本上不分枝。4年后生长开始加快，主干出现分枝。生长最快的时期为播种后的10～20年，此时称为速生期。此间，其年均生长量为0.4～0.5m。20～30年树的

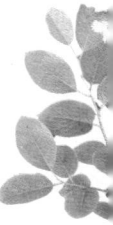

生长速度逐渐下降，年均生长量为0.3m。三十年生以后，生长速度急剧下降。在30～40年之间，年均生长量为0.1m，50年以后，其生长量趋于零，基本上处于停滞状态。在年生长期中，成年植株春季返青，初夏进入旺盛生长期，入秋后生长逐渐停止。

（2）茎粗的生长　杜仲的树径与药用部位的生长过程基本一致。十年生以前，树径生长较慢，其生长速度大大低于树高的生长速度。二三年生树，其高为1.5～2.5m，而树径仅有2cm左右。八年生者，高3m以上，树径约6cm。直到进入速生期后（即十年生以后），树径的增长开始加快。根据对树干的解剖分析，二十五年生的杜仲树为树径生长的高峰期，树径可达15cm。树皮的厚度与树体年龄和树径大小有一定相关性，树皮厚度的年均生长量在树龄为2年以前较小，年增长量仅为0.01cm；2～4年时树皮厚度年均生长量逐步加快达到0.02cm；4年生以后树皮厚度年均生长量迅速增加，4～6年时达到0.03cm，而10～12年时达0.04cm。杜仲树皮在6年生以前没有明显的木栓层，木栓层在六年生以后才逐步形成，木栓层厚度基本呈匀速增加趋势。

杜仲树皮产量虽然随树龄变化而异，但与环境条件和栽培管理技术也存在一定的相关性。例如，同为二十二年生杜仲树，生长在土层深厚、肥沃和光照充足的环境条件下的单株树皮（所收获的树干皮和树枝皮），其鲜重为34.93kg；而生长在土壤干燥、含石多和光照条件差的环境下的，其单株树皮的鲜重只有8.15kg，两者相差甚大。杜仲树干进行大面积环状剥皮后，能迅速愈合再生新皮，3年后即可恢复到原来树皮厚度，这一特性可用于药材的采收（图2-3）。

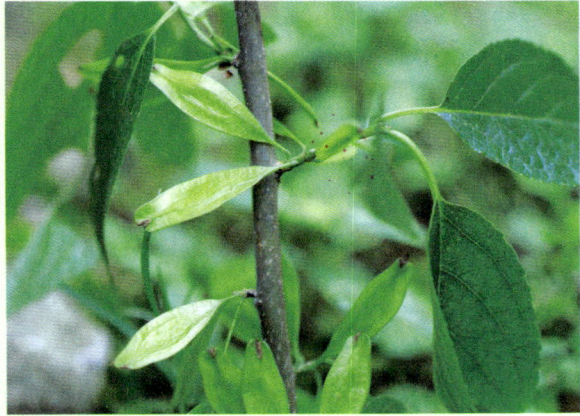

图2-3　杜仲的茎

4. 根系的生长习性

随着生长地区条件不同，特别是土壤的差异，根系生长发育情况也不尽相同。杜仲正常的根系发育特点：有明显的深根性的垂直根（主根）和庞大的侧根、支根、须根系。在老粗根（主根和侧根）上也密布着1cm到数厘米直径的小支根，支根的顶端发生大量的根毛。主根长度最长可达1.35m，侧根、支根分布面积最大可达9m^2。但当杜仲生长在土壤过于板结黏重（如黄壤）和含石砾较多，且体积较大（如紫色粗骨土、砾质粉砂土等）的地方时，主根发育受到阻滞，侧根得到充分发育，形成无明显主根的浅根系特点。由于侧根和支根趋肥、趋水性强，它们可以绕过石砾和穿过大石块间隙生长出来，因而整个根系的深度仍能到达70～90cm，从而能固着并支持地上部分不致被风吹倒。杜仲根系较为庞大，其生长发育因地而异。侧根主要分布在土壤表层，深度

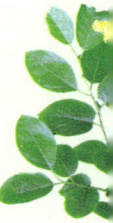

5～30cm；支根分布则从上到下、从主根到侧根处都有分布，总趋势是向着水多、肥多处发展。因此，杜仲旺盛的生命力显然与其根系的发育有着密切的相关性。

（二）杜仲对环境条件的要求

1. 对光照的要求

杜仲为喜光性植物。随着环境中光强度的减弱，叶绿素含量增加，叶绿素b比例增高，生长在弱光环境中的杜仲幼苗株高受抑，叶面积减少，CO_2补偿点降低，固定同化CO_2能力减弱，净光合速率较低，导致生物产量和桃叶珊瑚苷含量降低。研究表明，生长环境内光照时间的长短和光照强弱，对其生长发育影响较明显。在树龄相同、生态环境（海拔高度、土壤、气候、坡向）基本一致的地方，散生林在树高、树径、冠幅等方面优于林缘木，而林缘木又优于林内木。在密植的杜仲林中，通过砍伐透光，即可使保留树的直径生长立即回升。可见，杜仲不宜密植。

2. 对水分的要求

成龄杜仲主根长度最长可达1.35m，侧根、支根分布面积最大可达9m。因此，杜仲具有较强的耐旱能力，在产区一般自然降雨就能满足其需水量。但在幼龄树期，因根系尚未发育成熟，在干旱时吸收不到较深土层的水，此时若供水不足，易造成缺水，从而影响幼树生长发育，造成小老树，推迟进入结果期。黄河中下游及其以北地区，降雨量主要集中在7～8月，春秋季易发生干旱，使幼树缺水，必须进行灌溉。一般3月土壤解冻后，要进行一次灌水，可促进树体萌芽、抽枝、生长。入冬前进行一次灌溉，以促使树体进入冬眠，安全越冬。此外，在杜仲生长季节，若遇阴雨连绵，易造成林内空气湿度较大，导致大量病虫害发生。

3. 对土壤的要求

杜仲对土壤的适应性较强，酸性土壤（红壤、黄壤、黄红壤、黄棕壤及酸性紫色土）、中性土、微碱性土（黏黑垆土、黄土、白土）和钙质土（石灰土、钙质紫色土）均适合杜仲生长。但在不同的土壤中，其生长发育的状况是不同的，如土层过薄、肥力过低、土壤过干、pH过小或过大均不利于杜仲生长。主要表现为顶芽、主梢枯萎，叶片凋落、早落，生长停滞，最终导致全株死亡。最适宜杜仲生长的土壤应满足以下条件：土层深厚、肥沃、湿润、排水良好、pH值5.0～7.5。过于黏着、贫瘠或干燥的土壤都不适宜杜仲生长。适宜的地势为山麓、山体中下部，缓坡地优于平原和陡坡，土层深厚的阳坡优于阴坡。

4. 对温度的要求

杜仲产区分布横跨中亚热带和北亚热带，主要属于我国东部温暖湿润的气候类型。杜仲对气温的适应性较强，在年平均气温为11.7～17.1℃、1月平均气温为0.2～5.5℃、7月平均气温为19.9～28.9℃、绝对最高温33.5～43.6℃、绝对

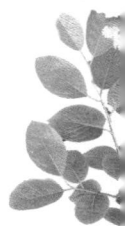

最低温-19.1～4.1℃的一些地区均能正常生长发育。成年树更能耐严寒，在新引种地区能耐-22.8℃低温，根部能耐-33.7℃低温。如苏联一些地区引种栽培，在气温低达-40℃时仍能存活。其耐寒性主要表现在根部。秋季幼芽及生长点的保护组织尚未形成以前，或在春季已萌发之后，易受早霜或晚霜危害。如果将其引种到南亚热带地区，由于冬季气温较高，缺乏冬季休眠所需的低温条件，对其生长不利。

三、地理分布

杜仲为我国特有种，已作为珍稀树种列入国家二级保护植物。杜仲在我国的自然分布区域，大体上在秦岭、黄河以南，黄海以西，云贵高原以东，五岭以北，其间基本上是长江中下游流域，分布区多半集中在山区，遍及陕西、甘肃、河南、湖北、四川、云南、贵州、湖南及浙江等省区。整个地理分布位置在北纬25°～35°、东经104°～109°。杜仲自然分布区垂直分布范围在海拔300～2500m，其产区大致在陕南、湘西北、川北、川东、滇东北、黔西、黔北、豫西南地区。

杜仲生长对温度、水分、光照等环境因子需求范围较广。杜仲对温度的适应范围较广，能在年平均气温9～20℃，极端最高气温不高于44℃，极端最低气温不低于-33℃的条件下正常生长发育。但在北方吉林、辽东地区，地上部分往往遭受冻害，影响正常生长发育。在南方亚热带高温地区，因冬季休眠时间较短，病虫害严重，杜仲生长发育不良。杜仲为强喜光树种，对光照要求比较强烈，耐阴性差。据研究，在弱光环境下，杜仲净光合速率较低，活性成分桃叶珊瑚苷含量也较低。据产地调查，阳坡位置的杜仲，长势茂盛，树势强壮，叶厚而呈浓绿色，而生长在光照较差的林下或阴坡，长势弱，树势单薄，叶薄而淡绿。杜仲对土壤的适应性很强，不同土壤之间杜仲生长发育差别不大，而土壤质地、厚度、肥力以及土壤的酸碱度对杜仲生长发育影响较大。在自然分布区，主要土壤类型有黄褐土、黄棕壤、暗棕壤、水稻土、紫色土等，山地土壤呈现薄层性、粗骨性、年幼性的特点。杜仲对海拔的要求不严，从低海拔（<300m）到高海拔（>3000m）均有分布，但集中分布区多在100~1500m。据报道，海拔过高影响杜仲的生长，长势较弱，而低海拔丘陵地区较为适宜，质量较好。

四、生态适宜分布区与适宜种植区

我国现存的杜仲资源，在晚第三纪以前曾广泛分布于欧亚大陆。在早始新世时中国广东三水曾生长过杜仲，美洲墨西哥，美国东、西部地区也发现了杜仲化石；中新世时，中国的中北部地区和日本北海道，欧洲的北高加索、乌克兰、莫尔达维亚、哈萨克斯坦及俄罗斯和亚洲西部的杜仲种类多，分布广，它

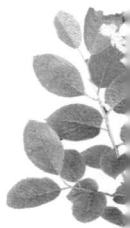

们一直存活到上新世；在意大利直到更新世还有杜仲生长。在地球第四纪冰川（距今200多万年以前）侵袭时，欧亚及北美大陆的众多杜仲植物相继灭绝，只有我国中部由于复杂地形对冰川的阻挡，使少数杜仲有幸保留下来，成为世界上杜仲的唯一幸存地。所以，杜仲成为了我国的特有树种。杜仲在国内大多数分布在华中和西南暖温带气候区内，其分布区大体上和长江流域相吻合，即黄河以南，五岭以北，甘肃以西。根据自然地理特点及其经济性状和形态特点上的差异，将杜仲划分为7个主要分布区，即秦巴山区，大娄山区，鄂西山区，武陵山区，伏牛山-桐柏山-大别山区，浙、赣、皖交界山区，南岭山区。上述中心产区都属山区和丘陵，目前尚能看到残存的次生天然林和半野生状态的散生树，说明这些地区是我国杜仲的原始自然分布区。其中武陵山区以位于湖南省慈利县的江垭杜仲林场为代表，其杜仲种植面积有20万亩左右，是全国最早建立的最大杜仲生产基地。贵州遵义县被誉为"中国杜仲之乡"，杜仲种植栽培面积较广，以遵义县生产的杜仲为主要原料的药厂在贵州省分布有20家左右，带动了一方的杜仲产业发展。

现今，杜仲在我国亚热带到温带的27个省（区、市）均有栽培，分布范围十分广泛。主要栽培区域包括河南、湖南、湖北、贵州、陕西、四川、浙江、安徽、云南、江苏、山东、江西、重庆、福建、甘肃等省（区、市），种植面积约35.8万公顷（表2-1）。

表2-1　全国杜仲主要栽植面积与分布

省（区、市）	种植面积（万公顷）	主要分布区域
北京	0.1	朝阳区"杜仲公园"、海淀区万象河路沿线
河北	0.4	安国
山西	1.2	运城、侯马
辽宁	0.1	大连、沈阳、锦州、兴城、盖县、营口、海城等地
吉林	0.05	主要分布在大安市和集安市
上海	0.02	零星分布于道路和公园区
江苏	1.5	南京、响水县、射阳县、如东县
浙江	0.3	天目山脉（安吉、余杭、鹭鸟、红桃山）
安徽	0.9	皖东丘陵区、皖西大别山区和皖南山区（池州、黄山、滁州和安庆等地）
福建	0.4	武夷山、三明、宁德等地
山东	2	东部沿海和鲁中南沙石山区（日照、青岛、烟台、临沂、莱芜、济宁、枣庄）
江西	1.6	宁冈、赣县、广丰、武宁、德兴、安福、黎川、修水、萍乡、分宜等县市
河南	3.39	伏牛山区（嵩县、栾川、汝阳、南召、镇平、内乡、西峡），熊耳山（卢氏、灵宝），桐柏山区（桐柏），大别山区（新县、信阳）
湖北	3.33	鄂西山地（鹤峰、咸丰、宣恩、恩施、建始、巴东、秭归、兴山）及鄂西北（郧西县等）
湖南	3.36	湘西北山（石门、慈利、张家界、桑枝、永顺、龙山）
广东	0.1	粤北北部（南雄、仁化、乐昌、连平、和平、始兴、乳源、连县、连南、连山）
广西	0.5	大苗山
重庆	2.8	全市各县区均有种植（南川最为著名）
四川	3.8	大巴山以南邛崃山，大小相岭以西的川东、川北地区（广元、旺苍、巴中、平武、城口等区县）

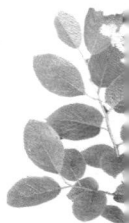

续表

省（区、市）	种植面积（万公顷）	主要分布区域
贵州	2.61	娄山山脉和苗岭山地各县（遵义、江口、习水、正安、石阡、黔西、大方、织金、湄潭、桐梓、翁安、黄平、开阳、关岭、镇宁）
云南	0.2	乌蒙山脉的滇东北地区（富源、昭通）
陕西	5.46	秦岭山地以南、大巴山以北（汉中、安康）；渭北丘陵山区（咸阳、铜川、渭南、延安等）
甘肃	1.67	小陇山林区、陇南林区（华亭、文县、徽县、成县、武都、康县、天水、两当等）
新疆	0.01	库尔勒、托克逊、石河子、沙湾、昌吉、乌鲁木齐等地
合计	35.80	

　　从全国范围来看，杜仲的广泛引种栽培使杜仲的分布区域逐步扩大，目前除了广东、广西部分地区引种不成功外，全国大部分地区都有杜仲的分布。虽然杜仲分布面积扩大，但以杜仲主产区为核心的杜仲产业化发展趋势明显，各地争先发展杜仲地理标志性产品。可见杜仲产业的发展是具有地域特色的，以地理商标开发的杜仲产业将是今后的发展方向。

五、杜仲的市场动态及应用前景

　　我国杜仲资源丰富，目前杜仲栽培面积约500万亩，杜仲种植比较集中的地区是贵州、湖南、四川、湖北、陕西、河南、重庆、甘肃、安徽、江西等省市和地区，江苏、广西、云南、山西、山东、河北、北京、新疆等多个省份也都引种成功。从上述历史走势来看，1989～1991年杜仲价格达顶峰，当时杜仲枝皮统装最高价40元/千克左右，厚板皮最高价达80元/千克，随后一直下行，到2003年探底时，安国药市最低价4.7～5.0元/千克，之后5年毫无上涨，后来略涨了1～2元/千克。近几年来，杜仲的价格一直比较平稳，基本上稳定在11元左右，特别是保健品的兴起，枝皮也被广泛利用。2011年市场价板统12～13元，加工好箱装统货14.5元/千克左右；2012年杜仲的统货价格为11～12元/千克，2cm以上板皮成交价13～14元/千克，加工好箱装统货14.5元/千克左右，优质板皮售价16～17元/千克；2013～2014年，杜仲皮药材的价格在11元/千克左右，饮片的批发价在11～15元/千克。

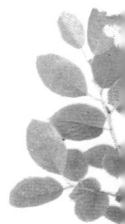

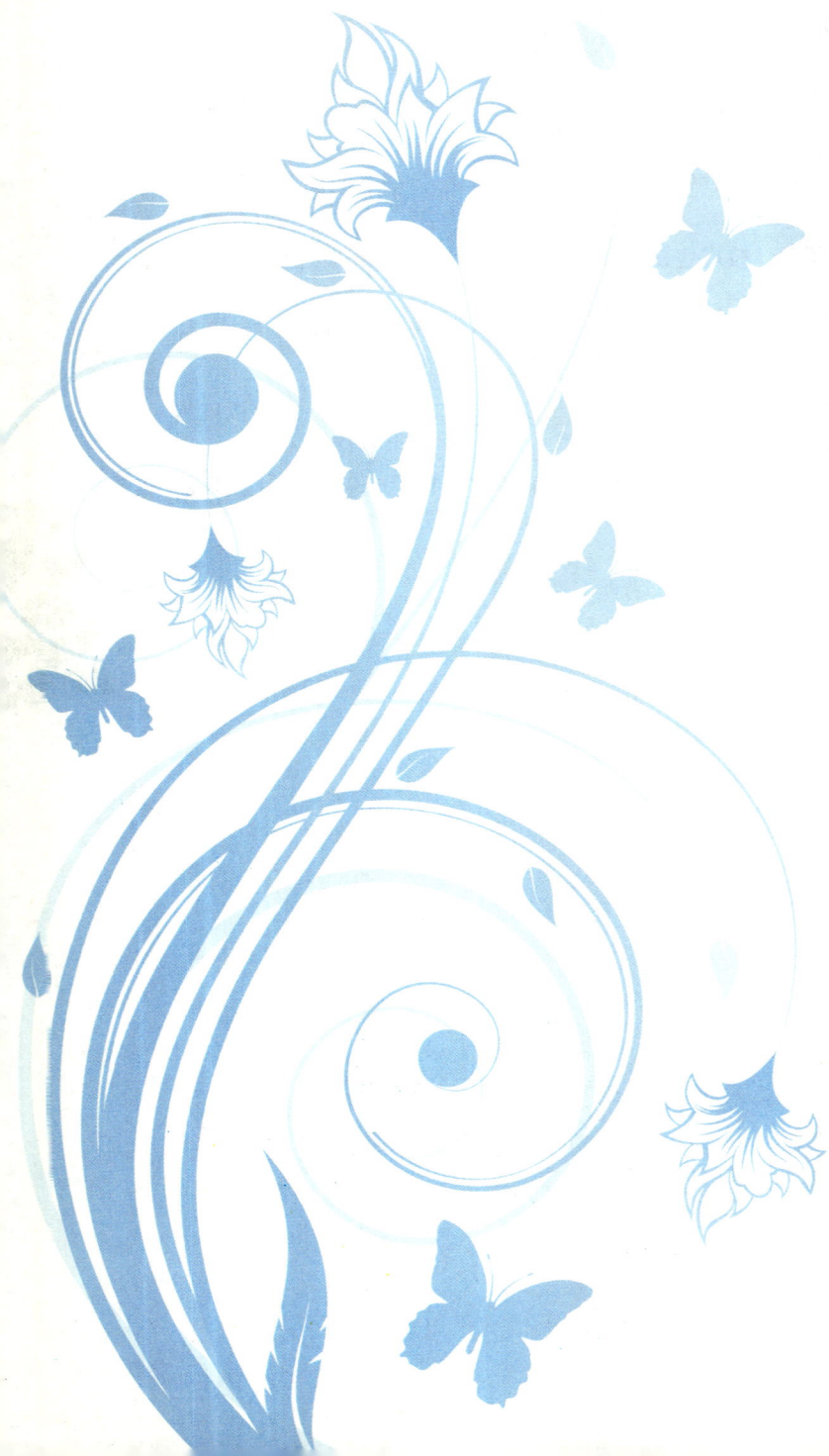

第**3**章

杜仲栽培技术

一、繁育技术

杜仲的繁殖方法很多，可以用播种、扦插、伤根萌芽、压条、嫁接等方法进行繁殖，但是目前生产上以种子繁殖为主。

（一）种子繁殖

1. 育苗地的选择

杜仲育苗地以地势平坦、光照充足、排水及灌溉方便为最佳，不宜选在水涝、易积水之处，地下水位宜在5m以上。土壤最好为富含有机质的壤土或砂壤土，而黏土的通气、透水性差，结构坚实，不利于杜仲发芽后子叶出土，故应避开土壤质地黏重的黏土及重黏土。砂土虽通气透水有利于幼苗出土，但保肥、保水能力差，土壤综合肥力低，不利于培育壮苗，砂土可以通过改良，使用有机肥，拌入黑土和腐殖质等提高砂土肥力的方法来育苗。杜仲耐碱性能力强于耐酸性能力，土壤酸碱度以pH值6.0～8.5为宜，南方育苗时应避开结构不良的酸性土壤。

育苗地前茬不宜为蔬菜、西瓜、地瓜、花生及牡丹等病虫害严重的植物，尤其是前茬为栽种牡丹的地块，金龟子往往对杜仲苗木产生严重危害，一般育苗地前茬作物宜为玉米、小麦、谷子、大豆等。育苗地不宜重茬，实行轮作制度。重茬地育苗明显降低种子发芽率，降低苗木树高及地径生长量，并大大提高苗木根腐病的发病率。

2. 种子的选择

杜仲种子可以自行留种，也可以从市场上购买，但是无论哪种方法都要注意种子品质的好坏，其品质的好坏直接影响种子的发芽率、成活率等。杜仲种子属于短命种子，在常温下只能贮存半年，超过1年即会丧失发芽能力。因此杜仲种子宜趁鲜播种。

基地自行留种应选取生长健壮、无病虫害和未剥皮利用的10年以上杜仲树作留种母株。10～11月间，当果实呈灰褐色或黄褐色时，将结得饱满有光泽的果实采收作种用。

在市场上购买一定要对其外观品质进行严格鉴别，下面将不同品质的种子的外观特征简要介绍，在购买种子时可以参考。一般优质的种子种皮新鲜，有光泽，颜色为棕黄色或者棕褐色，种仁饱满、充实，在种皮上可以看到明显的突起，剥出的胚乳为米黄色。劣质种子卷曲，种翅折皱，种皮无光泽，褐色或者黑色，种仁瘪。未成熟的种子，种皮青绿色或者青黄色，色浅，种子瘪，种仁小，剥出的胚乳与子叶色浅，且分化不完全。陈旧的种子，种皮无光泽，褐色或者黑色，种翅不坚韧，易碎，胚乳为褐色或者黑色。除了外观鉴别以外，购买种子时一定要选择正规的、有信誉的商家，种子包装袋上面产地、生产日期、品种、发芽率等标识明确，以免造成不必要的损失。

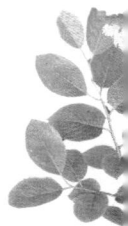

3. 播前处理

种子的萌发需要良好的条件，自身条件包括完整的和生活力强的胚、有足够的营养，外界条件包括充足的水分、适宜的温度、足够的氧气等。但是很多种子由于果实、种皮或胚乳中存在抑制发芽的物质如氰酸、氨、植物碱、有机酸、乙醛等，阻碍胚的萌发；或是种皮太厚、太硬或有蜡质，透水、透气性能差，影响种子萌发。杜仲种子的种皮含有丰富的杜仲胶，阻碍种子对水分的吸收，因此未经处理的杜仲种子直播发芽率很低，甚至不发芽。目前杜仲种子常用的催芽方法有以下几种：

（1）混湿沙层积催芽法　12月初，种子收获后，阴干八九成，将种子与湿沙按1∶3的比例混合、拌匀，或者分层放置，即一层种子一层湿沙，注意种子铺得要均匀，不要重叠，湿沙的厚度适中，也可按照种子厚度的3倍铺湿沙，促使其发芽。选择室外地势较高、平坦的地方挖长方形坑，宽度和深度各0.6~1.0m，长度视种子数量而定。为了防止积水或者湿度过大影响杜仲种子的发芽情况，先在坑底部铺10cm厚的石粒排水，再铺10cm厚的沙，填入30cm厚的湿润种沙（沙湿度为手握成团不滴水、一触即散为宜），最后覆盖一层沙子，堆成圆拱形。如果种子数量多，应每隔0.5m竖一通气草把（或秸秆）。沟的四周适当用土堆高，可防止雨水或雪水进入沟内。

（2）温水浸种、混沙增温催芽法　如果采收后没能及时处理，可以在2月份临近播种时，先用40～50℃温水浸泡种子3～4天，除去水面漂浮的劣质种子，并注意每天换水；然后将种子与湿沙按1：3的比例混合、拌匀，在室外堆成厚度为30～40cm的平堆，并覆盖透光性能好的新塑料薄膜，利用太阳辐射增温，每天上下翻动1次，翻动时检查其湿度情况，湿度喷水保持种子和湿沙的湿度，保证种子的发芽条件，并观察种子的发芽情况，待种子30%左右露白时，即可播种。

（3）赤霉素处理催芽法　赤霉素能快速催芽，对诸多的药用植物的种子都有很好的效果。此方法的操作是在播种前，用40～50℃温水中浸泡杜仲种子20～30分钟，注意保持水温并不断搅拌，随时除去漂浮的劣质种子，然后将种子捞出，滤干水。然后配置浓度为0.2mg/g的赤霉素溶液，1g的赤霉素用少量乙醇充分溶解（赤霉素不易溶于水），再倒入10L水中，即配置好赤霉素溶液（赤霉素溶液在5℃以上容易分解，应该注意随配随用）。把温水处理过的杜仲种子浸泡在0.2mg/g的赤霉素溶液48小时，期间每隔3～5小时搅拌1次，使种子充分吸收溶液。最后将种子捞出，滤尽水，即可播种。

（4）剪截种翅法　杜仲的种翅含有杜仲胶和纤维组织，会障碍种子吸水和萌发，因此在播种时，破坏种翅有利于提高种子的吸水能力，能一定程度提高种子的萌发率。但是剪截或者破坏种翅人工操作，比较费时费工，因此破坏种翅的方法仅仅用于良种繁育或者自家繁育时，用种量较少时，可以采用此种方

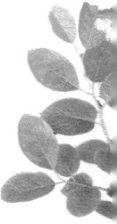

法。具体操作方法是将风干的种子的种翅剪除，以不损伤胚根和子叶为原则，然后用20℃温水浸种24小时，捞出后在18～20℃条件下保湿催芽6～8天。此法能有效除去种子本身的抑制剂，发芽率可达70%以上，且发芽速度快。

（5）温水浸种、混湿沙冻藏法　此法的原理是利用温度变化的物理作用打破种子休眠，并利用结冰破坏种皮纤维及杜仲胶组织对胚的束缚作用。12月中下旬至1月上旬，选取当年收获的饱满、成熟种子，用50℃左右的温水浸泡，时间为3天，并每天用同样温度的水换水一次，加水时为了防止种子烫伤，要边加边搅拌，浸泡过程中清除劣质种子。浸泡好的种子与湿沙按照1∶3的比例混匀，拌好后装入编织袋或麻袋内，北方寒冷地区可以放在室外阴凉处，南方气温达不到0℃以下时，可将其放入冷库中，使其结冻。冷冻期间随时翻开袋子进行检查，防止种子失水干燥，定期补充水分。冷冻30天左右以后（时间不宜过长，影响种子的播种和出土），将其解冻，并经常泼水保湿，当露白种子达30%时，即应开始播种。此法还可以结合赤霉素一起使用，提高发芽率。

杜仲种子发芽要比其他植物种子困难得多，一般经催芽后可提高发芽率，以上各种催芽方法各有优缺点。混湿沙层积催芽法与温水浸法方法简单，便于操作，但需要较长时间，且发芽慢，发芽率低；赤霉素处理方法简便易行，发芽率高，但药剂配制浓度不易掌握；剪截种翅法可提高发芽率，但操作费工费时，故生产上难以推广；温水浸种、混湿沙冻藏法更适合北方寒冷地区，南方需要解决冷冻条件。各地可以根据生产需要、育种目的和育种数量等来选种子的处理方法，也可以将上述进行综合使用，提高杜仲种子的萌发率，培育健壮的种苗。

4．播种时间

杜仲的播种时间分为春季播种及秋季播种，南方部分地区还可以采用冬季播种。但是由于春季播种气温缓慢上升，播种有利于种苗出苗，能大大提高发芽率，且播种后便于田间管理，因此杜仲播种以春季播种为主。春季播种在气温稳定在10℃左右进行。一般长江流域播种时间以2月上中旬为宜，黄河流域以3月上中旬为宜，北方寒冷地区以3月下旬至4月上旬为宜。由于杜仲种子的出苗在低温条件受影响较小，但是温度太高反而会导致种子在土壤中霉烂，降低出苗率，且温度高会滋生各种病菌和虫害，危害幼苗，因此杜仲播种宜早不宜迟。在杜仲的主产区，长江流域地区，为了省去种子的催芽工作，一般选择秋季随采随播或者冬季播种，但是这样种子萌发率不一致，造成出苗不整齐，不利于培育壮苗，特别是进行良种繁育时不能在此时播种。

5．播种方法

杜仲大田播种方法分为点播、条播和撒播3种。

（1）点播　点播前在整好的苗床内先灌一次透水，挑选均已经发芽、露白的种子在畦面按照行距25～30cm，株距3～5cm进行播种，每催芽一批就播种

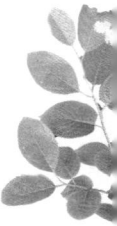

一批。种子以立放最好，种柄向上，如种子平放，则发芽、露白的一面向下为宜。种子安放完后，撒掉拉绳，从邻畦取疏松的表土覆土，覆土的土壤质地应为壤土或砂壤土，不可用黏土，如土质偏黏，则应客土覆盖，否则幼苗难以出土，覆土厚度2cm左右。覆土时可沿播种行进行，行间不覆土。覆完土后需用木板将覆土轻轻压实，不可重压或者重拍。点播比较费时费工，但是节约种子，且可保障出苗整齐，出苗后当年不需再进行移栽，所以生产上采用较多，是育苗生产中最常用的播种方法，尤其在种子和土地紧缺的情况下更为适宜。

（2）条播　在畦内按25～30cm行距开沟，根据墒情顺沟溜水，水渗下后，将经过催芽的种子按照株距2～3cm撒入沟内。然后覆土，轻轻压实。由于该方法是用种子在沟内撒播，不需逐个安放。条播省工省时，在我国杜仲主产区不少地方得到较为广泛的采用，但是出苗不均匀，稠密的地方需要间苗，过稀的地方需要移栽补苗。该方法适宜于春季降水多且种子充足的地区，土壤质地为壤土或砂壤土。土壤质地黏重的地块不可采取条播的方法。

（3）撒播　又分为畦面撒播和深沟撒播。畦面撒播是在对已整好的畦内先灌一次透水，水刚刚渗下随即往畦内撒种，撒种要均匀，大体控制在种子之间的距离为3cm左右，每平方米撒种1000粒左右。撒完后随即覆土，覆土厚度以2cm左右为宜。最后用木板将畦内覆土刮平，并稍微压实。该方法的优点是省工省时，便于对幼苗集中管理。缺点是浪费种子，且幼苗长出2对真叶时需进行移栽。该方法适合于种子充足且播种当时暂无空闲育苗地时采用。

深沟撒播多用于西北干旱多风的地区，为提高播种后幼苗根际土壤保水能力，提高苗木存活率，常在播种时开12～15cm深的深沟，将沟底用脚踏实，沟内浇水，待水渗下后随即在沟底撒种，然后覆土2～3cm厚。待苗木出土后逐渐将沟填平。

6．播种量

杜仲种子大小和播种方式不同，播种量差异很大。一般情况下，点播用种量每亩6～8kg，开沟条播用种量每亩10～12kg，畦面撒播用种量每亩30～40kg，播种后待长出2对真叶时再进行移栽。

7．田间管理

杜仲种子的萌发和出土与一般植物不同，先是胚根从种子内萌发长出，向下伸长，随后胚茎及子叶逐渐伸出，当2个子叶从种子内完全抽出后，则幼茎将2个细长的子叶挺出地面，以后2个子叶之间的胚芽逐渐向上生长，并长出真叶，从而形成一株幼苗。

（1）排灌　杜仲一年生苗喜湿但怕涝，土壤过分干旱和过分潮湿都会影响生长，甚至生长停滞。在春季干旱的北方应及时浇水，而在春天多雨的南方应及时排水。苗木移植时要浇一次定根水，且要浇透。浇水的时间宜在早晨或傍

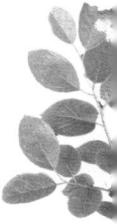

晚进行，尽量避开天气炎热的中午，如利用地上水灌溉则全天均可进行。

（2）施肥 6月中旬在苗木速生期到来之前，应对苗木追施肥料一次，施肥品种以硝酸铵、硫酸铵或尿素为宜。行间开沟，将肥料撒入沟内，覆土后浇透水一次；施肥量以每公顷施150～225kg为宜，尿素应数量减半。如土壤基肥不足，于8月中旬应再追施化肥一次。9月以后不可再追施肥料，通过控制水肥来控制苗木后期旺长，以便促进苗木木质化，防止苗梢冬季受冻而抽干。杜仲一年生苗除采用地下施肥外，还应适合进行叶面施肥。

（3）中耕除草 育苗地应始终保持疏松，以保证土壤内有足够的空气供地下苗木根系呼吸，才能保证苗木的旺盛生长。同时中耕松土还具有抗旱保墒的作用，可有效地减少灌溉次数。每次灌溉和降雨之后，均应及时结合除草进行中耕。

（4）去顶 9月中旬以后，应把苗木顶芽剪去，控制高生长，促进粗生长。如此后萌发侧枝，应及时将侧枝顶芽剪去。去顶在苗木密度大的情况下更为重要，以有利于培养壮苗。

（5）防寒 杜仲本身是一个抗寒树种，但一至二年生苗木在我国北方寒冷地区则经常遭受冻害，苗干上部抽梢严重，严重影响来年生长。北京地区在冬季来临之前，于11月中旬采取一年生苗埋土的办法进行防寒，取得良好的效果。具体方法是，在11月中旬苗木落叶之后，将一年生苗木顺行朝同一方向压倒，随即用行间的土进行掩埋，一般埋土高度为35～40cm；以将苗木能完全埋入土内为原则，次年3月初将埋土撤除，并将苗木扶正，随后浇灌透水一次。

（二）扦插繁育

将植物的根、茎、叶等部分营养器官剪下，插入沙粒或其他基质中，使其成为新的植株，称为扦插繁殖。扦插又分为枝（芽）插、叶插、根插。枝插按插条的木质化程度不同，可分为软枝扦插、嫩枝扦插（也称半硬枝扦插）及硬枝扦插。杜仲一般用嫩枝扦插繁殖，也可用硬枝扦插繁殖。

下面主要介绍两种扦插方法：嫩枝扦插，硬枝扦插。

1. 嫩枝扦插

扦插繁殖于6～7月进行，选用当年生的、发育充实的、木质化程度低的枝条作为插穗。为了使插穗多积累养分，在剪取插穗前5天，将被选为插穗的枝条剪去顶芽，促使枝条生长粗壮，扦插后容易生根。插穗应剪成8～10cm长，最少带3个节，剪口要平，上剪口距芽1～1.5cm处剪平，下剪口在侧芽基部或节处平剪，一般离节处2～3mm，剪口要平滑。每条插穗留3～4片叶，为了减少蒸发，叶片要剪去1/2。插穗的长度，下切口的形状与留叶多少，是插穗切割处理的三要点，千万不可忽视。为了促使生根，可用50mg/L的吲哚丁酸或萘乙酸浸泡插穗24小时，可将杜仲嫩枝扦插的成活率提高至70%。此外，可将插穗的下口在0.01%生根剂中蘸一下，然后再扦插，可以促进生根。

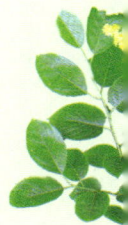

插床基质用河沙或蛭石都可以，插床要整平，避免积水。具体操作方法是：先用比插穗粗的树枝或小竹棍，直径5～6mm，按扦插株行距（3～5cm）垂直打孔，孔深约2cm，再把准备好的插穗放入孔中，然后用喷壶浇透水，插床基质就会与插穗紧实地相接在一起了。为了充分利用空间，插床上扦插的密度都比较大。一个插床可以插几种插穗，最好一次把插床的空间插满。以利于统一管理。扦插结束后，再盖上塑料布做成的圆拱形的棚，塑料布的周围要压实密封，以利插床的保温、保湿。插床内的温度要保持在25℃左右，湿度要基本饱和，高湿和适宜温度的扦插环境，能维持枝条水分代谢的平衡，提高嫩枝扦插的生根率。植物扦插后的管理工作十分重要。杜仲嫩枝扦插后的管理工作的重点是要抓住水分管理和温度控制。每天喷水1次，保持叶面新鲜，如气温过高，可喷水2次，保持插床湿润。同时用苇棚或塑料布遮阴，使插穗接受部分日光，减少蒸腾。插床内温度接近30℃时，要每日中午将塑料布揭开一角通风降温，下午4时以后再把塑料布盖严密，40天以后可以生根。插穗生根后，在插床内养护大约1个月，其管理方法同前。待到根系生长旺盛时，可以把塑料布逐步揭开进行驯化，让成活的扦插苗逐渐适应外界环境，然后移栽到栽植园中。

2. 硬枝扦插

硬枝扦插是在杜仲落叶后剪取硬枝进行扦插。在秋冬季杜仲树进入休眠期，或春季芽萌发之前，即入冬后的11月到翌年2～3月进行。落叶后选取成熟、节间短而粗壮的一年生枝条作为插穗，插穗的切割剪取方法基本同嫩枝扦插。插穗枝条上的芽冬季和早春时节处于休眠状态，因此插穗枝条必须通过一段时间的低温才能萌发，同时低温贮存还能使抑制物转化，促进生根。具体做法如下。

挖40cm的深坑，坑底先铺2cm厚的稻秸，再并排放杜仲树插穗约12cm厚，在其上面铺2cm厚的稻秸和10cm厚的土，然后上面再重复排放一层稻秸，一层插穗，一层稻秸和土。最后在上面培土踏紧，周围修好排水沟，以防雨水浸入。从11月份贮存到第二年3月份，取出扦插。如果插穗量少，还可以直接在贮存在4℃的冰箱中，但是注意将插穗用塑料袋包好，防止缺水。

（三）压条繁育

压条繁殖是把植物的枝条埋入湿润土中，或用其他保水物质（如苔藓）包裹枝条，创造黑暗和湿润的生根条件，待其生根后与母株割离，而成为新的植株。多用于扦插难以生根的植物，或一些根蘖较多的木本植物。

由于压条是一种不脱离母体的繁殖方法，所以压条的时间也比较长，在整个生长期中都可以进行，但在4月下旬气温回升、稳定后进行比较适宜，可以一直延续到7～8月份。常用的压条方法有：单枝压条、波状压条及高空压条等。因为杜仲的萌蘖力很强，利用这一特点，可进行单枝压条。

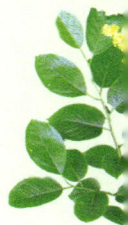

在母树周围，依靠萌蘖力长成的一至二年生蘖枝，可以作为压条的材料。将所压部位枝条的节下予以刻伤，或环状剥皮，然后弯曲枝条压入土中，枝条顶端露出地面，以V形钩或砖石将埋入土中的部位固定，以免枝条弹出。覆土10～20cm，把土压紧压实，待生根后，压条第二年根系较为发达时，即可与母体切离，挖出移栽，成为新的植株。

（四）根蘖繁育

杜仲树根蘖力很强，所以生产上可利用根蘖来繁育苗木。

杜仲树根蘖能力的大小，与树株年龄及立地条件有关，一般树龄在15～40年且立地条件好、水肥管理充足的树株根蘖能力强，故生产上应选择立地条件好、生长旺盛的15～30年树株进行根蘖育苗。

早春土壤解冻以后，先在树干基部周围1～2m的范围内撒施土杂肥，然后用铁镐辐射状疏松土壤，深度10～20cm，使树木根系受到轻微创伤，以刺激生根。最后在树冠下灌一次透水。经过刺激的浅层根系会萌发许多的根蘖苗，但是这些根蘖苗的生长情况差异不同，有的健壮有的弱小。5月中旬的时候按照去密留稀的原则，将弱小的根蘖苗疏除，留下健壮的优质苗木，以保证苗木足够的生长空间和营养，利于培育壮苗，提高苗木移栽成活率。

根蘖苗的移栽一般选择在秋末或翌年春天杜仲树发芽之前，将根蘖苗逐棵刨出，刨苗断根时需带一小片母根的根皮，并将根蘖苗所生根系全部刨出。如苗木基部生根很少，可对基部进行刻伤，促其生根，第2年再将其刨出移栽。刨苗后应重新盖土，并施肥浇水，第2年仍可长出许多根蘖苗。如连续多年用同一树株繁育根蘖苗，往往会因过多损伤母树根系而影响母树生长发育。生产上有时采取带根埋条法繁育苗木，效果也较好。

（五）嫁接育苗

用良种植株的枝条或芽作接穗，实生苗作砧木，可以大量繁育遗传品质好的良种苗木，是实现杜仲栽培良种化的必由之路。

1. 接穗（芽）的选择、采集及保存

（1）接穗（芽）的选择　用于嫁接的接穗（芽），必须从良种植株上采集。良种的类型要依所发展杜仲丰产林的经营目的而定，即不同的经营目的，要选择相对应的良种。一般应采取幼龄树或壮龄树上生长健壮、芽体饱满、无病虫害的直立一年生枝条作接穗。如营造良种种子丰产园，则应从已开始结果的树株上采取接穗，以利于提前结果。

（2）接穗（芽）的采集　采集接穗应在每天早晨或傍晚进行，避开炎热的中午，以防接条采下后大量失水。如夏秋进行嫩枝嫁接，应随采随接，采下后应立即用湿布包好，或随时把接穗基部浸在水桶清水中，并放在阴凉处，以防失水。如春季嫁接，可在树木发芽前15天左右采条。采下条后应妥善保存。

（3）接穗（芽）的保存　接穗采下后3天内不能嫁接，应将接穗妥善保存。

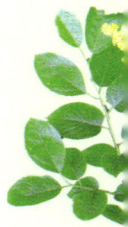

生产上多采取以下3种方法进行临时保存。①水井悬挂保存法：将接穗捆成捆，用湿布包好（露出两头），放在筐内，用绳子捆好，放入井内水面以上。此方法可安全保存5～10天。②沙埋法：春天将接穗放在室内通风处，上用湿河沙埋好，让接穗与湿沙充分接触，并保持河沙湿度。此法可安全保存6～10天。③冰箱或冷库保管法：把捆好的接穗放入冰箱或冷库进行低温保管，温度控制在3～5℃，一般可安全保存15～20天。

2. 嫁接方法

（1）芽接　包括T型芽接、嵌芽接等方式。生产上最常用的为T型芽接，其方法简单，速度快，节约接穗，成活率高。具体步骤是：砧木削盾状切面，另削盾状接芽，贴靠，绑扎。嫁接后7～10天，如触芽下叶柄而脱落，芽呈鲜绿色，则说明嫁接成活。成活后15～20天需解除绑扎物，待接芽萌发抽枝后，可在接芽上方将砧木枝条剪除，以促进嫁接芽的生长。如未成活，可重新嫁接。

（2）枝接　枝接最广泛采用的劈接，方法简单，易操作，成活率高。劈接的步骤是，距地面2～3cm处将砧木横切，从切口中央下劈一刀，深3cm左右。取两个长5～6cm、带有2～3芽的接穗削成双面楔形，将两个楔形接穗插入砧木两侧用麻片或塑料带绑扎，用接蜡或黄泥封好接口，培土至接条以上。在嫁接成活后接穗芽萌发时将培土扒除，根据需要将两个接穗上多余的萌发枝条除去。同时及时剪除砧木上的萌枝。除劈接外，还常用切接、皮下枝接等。

一般嫁接温度宜为20～25℃，嫁接时间以下午、傍晚较好，应避开雨天，以防降水进入接口影响愈合。大田嫁接采用同砧不同接穗时，应及时标明所接品种，并作好书面记录，严防品种混淆。

3. 影响嫁接成活的主要因素

（1）接穗和砧木双方亲和力　双方亲和力即指双方愈合能力。双方在植物学分类上科、属亲缘关系越近，亲和力越强；亲缘关系越远，亲和力越弱，嫁接后越难成活，故嫁接务必考虑二者亲缘关系的远近。

（2）接穗及砧木在嫁接时的生理状态　一般在砧木已开始萌动，接穗尚未萌动时为嫁接适宜时间。如果接穗已开始萌动，砧木不能供应水分和养分，则难以嫁接成活，故生产上需低温贮存接穗，防止接穗提前萌发而影响嫁接成活率。

除上述繁殖方法外，杜仲还可以利用离体快繁等方法进行繁殖，特别是当进行良种繁育和新品种选育可以用此方法。

二、栽培技术

（一）杜仲主要栽培品种的选择

1. 华仲1号

幼树皮光滑，成年树皮浅纵裂。树势强，树冠紧凑，呈宽圆锥形，分枝角度35°～47°，主干通直，接干能力强。耐寒冷、干旱，-27℃低温不受冻害。

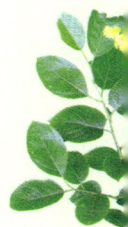

芽呈桃形，2月中旬萌动，萌动早，萌芽力强，四年生伐桩可萌芽27～34个。叶片较密集，节间长3.4cm。叶片宽椭圆形；深绿，长16.9cm，宽7.6cm，叶柄长1.5cm。雄花期3月上旬至4月中旬，雄花6～10枚簇生于当年生枝条基部。五年生树高达7.0m，树径10.4cm，每公顷产皮量4.5吨，产叶量6.4吨。适于各产区营造速生丰产林。

2. 华仲2号

幼树皮光滑，成年树皮深纵裂，皮孔不可见。树冠开张呈圆头形，分棱角度43°～64°，主干通直，耐干旱，喜水湿。芽长圆锥形，3月上旬萌动。叶片深绿，光亮，呈宽卵形，长17.4cm，宽8.4cm，叶柄长1.6cm，叶缘向内卷曲。枝条节间长3.4cm。雌花期4月1日至4月15日，雌花6～12枚，单生在当年生枝条基部。果实椭圆形，9月中旬至10月中旬成熟，长3.2cm，宽1.2cm，嫁接苗3年结果，五年生树高达7.3m，树径9.6cm，每公顷产皮量4.2吨，产叶量6.2吨，产种量2.3吨。适于各产区建立良种种子园、果园和速生林。

3. 华仲3号

幼树皮光滑，成年树皮浅纵裂。树冠开放，分枝角度44°～82°，主干通直，按干能力强。耐盐碱、干旱，叶片小，疏稀，狭卵圆形，叶长16.2cm；宽7.3cm，叶柄长1.6cm，节间长3.3cm。芽长圆锥形，3月上旬萌动，雌花期4月1日至4月15日，雌花6～14枚，单生于当年生枝条基部。果实椭圆形，9月上旬至10月上旬成熟，长3.0cm，宽1.1cm。嫁接苗3年结果，五年生树高达7.6m，树径9.2cm，每公顷产皮量4.8吨，产叶量5.9吨，产种量2.5吨。适于各产区尤其是干旱、盐碱地区营造速生林和种子园。

4. 华仲4号

幼龄树和成年树皮都很光滑，横生皮孔明显，冠形紧凑，呈卵形，分枝角度39°～53°，主干通直，苗期靠顶端侧芽易萌发分杈，侧芽生长旺盛，树冠易成形。耐寒冷、干旱，–27℃低温不受冻害。芽圆锥形，3月上旬萌动，叶片稠密，叶长17.1cm，宽7.9cm，叶柄长1.7cm，节间长2.8cm。雌花期4月1日至4月15日，雌花6～14枚，单生于当年生枝条基部。果实椭圆形，9月中旬至10月中旬成熟，果长3.2cm，宽1.2cm。嫁接苗3年结果，五年生树高达7.4m，树径9.2cm，每公顷产皮量5.0吨，产叶量6.3吨，产种量2.3吨。适于各产区尤其北方产区营建丰产园和果园。

5. 华仲5号

幼树皮光滑，成年树皮深纵裂。主干通直，接干能力强，树冠呈卵圆形。耐寒冷、干旱。分枝角度37°～49°，叶片较大，长18.7cm，宽7.3cm，叶柄长1.7cm，节间长3.4cm。芽桃形，2月下旬萌动。雄花期3月上旬至4月中旬，雄花6～11枚簇生于当年生枝条基部。五年生树高7.2m，树径9.5cm，每公顷产皮量5.3吨，产叶量6.5吨。适于各产区营造速生丰产园和农田林网。

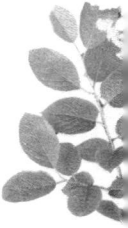

6. 秦仲1号

高胶、高药型优良品种。幼龄树皮光滑，成龄树皮浅纵裂，皮孔消失，树皮褐色，属粗皮类型。冠形紧凑，呈圆锥形，分枝角度50°～62°，芽圆锥形，3月中旬萌动，叶片椭圆形，细锯齿，叶小，单叶面积39.8cm^2。雄花4月中旬开放。树干通直，生长较快，根萌苗三年生树高4.47m，树径3.80cm。

该品种药用成分和杜仲胶含量都很高，为药胶两用型和花用型优良品种。SOD酶活性较强，抗旱性强，抗寒性较强，速生。适宜于浅山区、丘陵和平原地区营造优质丰产园和水土保持林。该品种在陕南和关中南部表现为高胶、高药型优良品种。

7. 秦仲2号

高胶、高药型优良品种，幼龄树和成龄树树皮均光滑，暗灰白色。横生皮孔较明显，属光皮类型。冠形紧凑，呈窄圆锥形，分枝角度30°～35°，芽圆锥形，3月中旬开放，叶片椭圆形，细锯齿，叶小而密集，单叶面积40.20cm^2，雌花4月中旬开放。树干通直，生长较快，根萌苗三年生树高4.70m，树径4.04cm。

该品种杜仲胶和药用成分含量都很高，为胶药两用型和果用型优良品种。抗寒性强，抗旱性较强，速生。适于雨量充沛或有灌溉条件的山地、丘陵和平原地区营造优质丰产园。该品种在陕西汉中、杨凌和咸阳北塬均表现为高胶、高药型优良品种。

8．秦仲3号

高药型优良品种。幼龄树皮光滑，成龄树皮较光滑，灰色，横生皮孔稀疏，属光皮类型。树冠紧凑，阔锥形，分枝角度55°～65°，芽圆锥形，3月中旬萌动。叶片卵形，细锯齿，单叶面积55.10cm^2，雌花4月下旬开放。树干通直，生长较快，根萌苗三年生树高4.44m，树径3.53cm。

该品种药用成分含量高，为药用型和果用型优良品种。抗旱性较强，抗寒性较弱，比较速生。适于雨量充沛的地区营造优质丰产园。该品种在陕南和关中地区表现为高药型优良品种。

9．秦仲4号

高药、防护林型优良品种。幼龄树树皮光滑，成龄树树皮浅纵裂，皮孔消失，树皮褐色，属粗皮类型。树冠紧凑，圆锥形，分枝角度45°～55°，芽圆锥形，3月中旬萌动，叶片椭圆形，细锯齿，单叶面积48.5cm^2，雄花4月中旬开放。树干通直，生长迅速，根萌苗三年生树高4.04m，树径3.98cm。

该品种药用成分含量高，为药用型和花用型优良品种。抗旱性和抗寒性都强，速生。适合于山区、丘陵地区营造优质速生丰产园。由于抗性强，也适合于营造防护林和水土保持林。该品种在关中地区表现为高药型优良品种。

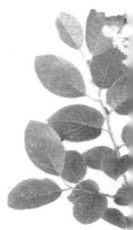

10. 中林大果1号

此品种为从大果杜仲中选育出的高产胶优良无性系。芽长圆锥形，3月上中旬萌动。叶片绿色，宽卵圆形，长17.6cm，宽9.1cm，叶柄长1.8cm。枝条节间长3.5cm。雌花期3月30日至4月15日，雌花8～14枚，单生在当年生枝条基部。果实椭圆形，9月中旬至10月中旬成熟。果长5.3～5.8cm，宽1.4～1.6cm，果翅宽。种仁长1.3～1.6cm，宽0.32～0.36cm，厚0.12～0.15cm，成熟果实平均千粒重118～130g。种仁重量占整个果重的35%～40%。嫁接苗2～3年开花，五年进入盛果期，盛果期每公顷年平均产果达4.5吨，产叶5.3吨。适于各产区建立高产胶果园、良种种子园，还适于种仁榨油。

11. 中林大叶1号

叶片大，呈宽椭圆形，叶长19.1～22.8cm，宽11.1～15.9cm，叶柄长2.0cm。叶缘具较深的单锯齿或复锯齿，锯齿深度0.4～0.7cm。叶色深绿色，表面光滑，叶背粗糙。单叶厚0.21mm。芽宽圆锥形，3月上旬萌动。雌花期3月30日至4月14日，雌花6～14枚，单生在当年生枝条基部。树冠较稀疏，树冠呈圆头形。果实椭圆形，9月中旬至10月中旬成熟，长3.2cm，宽1.2cm。嫁接苗2～3年结果，速生，五年生植株高达7.2m，树径9.8cm，每公顷平均产皮4.8吨，产叶6.5吨，盛果期每公顷年平均产种4.1吨。适于各产区建立高产胶果园、采叶园和优质药材基地。

（二）选地整地

我国杜仲的主要产区多分布在丘陵、山区，平原区一般在河滩荒地较多。选地后，必须及时进行土地平整和土壤改良，根据不同的立地条件采取相应的改良措施。

1. 等高梯田整地

这种方法较为常见，也最为普遍，是保水、保肥的有效措施，还便于管理和灌溉。栽植前在每个小区内按坡度的大小测出每行的等高线与梯面的宽度，梯田埂的高度视地势而定，坡度越大，梯面宽度应窄一些，这样可以降低梯田埂高度，减少雨水冲刷，降低整地工程量。整地时，先从小区最下边一个水平带开始，自上而下逐个挖。梯面先挖成外高内低状，内外高差30～40cm，把上面一个梯面的表土填入下面一个梯田内测，依次向下进行。使每个梯面整好后外侧略高于内侧，以利于蓄水抗旱，防止发生径流。

2. 撩壕整地

这种整地方式是将坡面按等高线挖成等高沟，把挖出的土堆在沟的外侧。降水时，沟里可蓄水，降水过多时，壕沟也可以排水。撩壕整地适于15°以下的缓坡。修撩壕时，以等高线为中线，在两侧划出平行于中线的两条线，宽度视地势而定，坡度越大，壕距越小。将两条平行线中间的土挖出，堆于壕的外侧，沟宽一般为60～80cm，深40～60cm，沟内每隔一定距离留一小土坝，高度比壕顶低10～15cm，便于拦水与排洪，撩壕将长坡变成短坡，使地面水由急流变成缓流。撩壕修筑简单易行，是控制地表径流，防治冲刷的一种简单有效的措施。根据壕的宽度，杜仲可栽成单行或双行，杜仲栽于壕边，行间宽敞，便于管理。另外，撩壕对坡面土壤的层次和肥力状况破坏不大，杜仲根系分布比较均匀，尤其是幼树期，根系临近沟边土壤，水分条件好，树势强旺。

3. 鱼鳞坑整地

对地形复杂的山地，在修水平梯田和等高撩壕都比较困难时，可以修筑成鱼鳞坑，既保水又保肥。在等高线上确定定植点，以定植点为中心，从上部取土，修成外高内低的半月形小台田，田的外缘用石块或土堆砌，各小台田连接起来，状似鱼鳞。

4. 施足底肥

施足底肥是保证杜仲正常生长发育的重要保障。育苗地基肥的种类以有机厩肥为主，每亩2000～3000kg，复合肥可适当施入，配合磷肥，每亩30～40kg复合肥和10kg过磷酸钙。移栽地施肥应根据树体的大小而定，3～6年幼树施入厩肥20～30kg，7年以上30～40kg。总体而言，基肥以有机肥料为主，不仅可以增加养分，还可疏松土壤，改善土壤结构，提高土壤涵养水分的能力。

（三）移栽

1. 移栽时间

杜仲的移栽时间可分为春栽和秋栽，北方春栽3～4月进行，南方春栽2～3月进行，秋栽应在11月初进行。一般而言，杜仲移栽时间宜早不宜迟，务必赶在发芽前或落叶前移栽完毕。

2. 移栽方法

（1）起苗　起苗前2～3天将育苗地浇透水，这样既能使苗木大量吸收水分，提高苗木含水量，又能使土壤疏松，便于起苗，减少根系断裂。起苗时间最好选择无风的早晨、傍晚或阴天，即时起苗，即时移栽，减少苗木水分丢失。

（2）移栽苗处理　移栽前认真检查苗木根系和茎干是否失水，如有失水现象，需用清水将苗木根系浸泡12～24小时，让其充分吸水，提高苗木栽植后的抗旱能力。对2天内不能及时移栽的苗木，应用湿沙或土对苗木进行假植，并及时浇水。

（3）苗木移栽　整地完成后，按照株行距（2～1.6）m×2m，挖长宽66cm，深50cm的穴，每穴施混合发酵枯肥、磷肥0.5kg，浇透水，带土移栽，适当蔽阴条件下，保证成活率。

（4）移栽后管理　若杜仲以采皮为主，实生苗移栽后，在自然状态下，

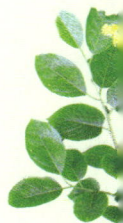

呈弯曲生长，因此栽植苗木移栽后都需要平茬。平茬后往往剪口生长有许多枝条，待枝条长至10～15cm时，应及时选留其中1个生长旺盛、着生位置适宜的枝条，将其余枝条全部清除，此后每10天除枝条一次，操作过程中注意保护所留用的主干。对移栽后3年内的幼树，在春天树木发芽之前进行平茬，平茬高度以地面以上1～2cm为宜，平茬后加强肥水管理，保证植株能形成高大而直立的树干。若杜仲以采叶为主，为了方便采叶和叶子的产量，一般要将杜仲进行矮化。苗木移栽后，高于地面2～3cm处进行平茬，萌发枝条后，留3～4条枝条作为一级支干，待到第二年在一级枝干以上3～5cm处剪截，萌发枝条后留2条枝条，依此逐年进行处理，待到第五年停止，从第四年开始采叶。

（四）田间管理

1. 中耕除草

中耕除草可使表层土壤疏松，有效提高土壤保水、蓄水能力，并减少杂草对土壤水分、养分的竞争吸收。幼林期每年中耕除草两次，中成林每年冬季或者早春进行一次中耕除草和林地清理。

2. 排灌

杜仲较耐旱，一般而言，苗圃地适当灌水保持土壤湿润，幼林7～8月份干旱少雨时浇1～2次水，成林一般不需要人工灌溉。雨水较多的季节注意挖沟排水，防止病虫害的发生。

3. 追肥

结合中耕除草每年施肥1～3次，春季追施人粪尿或者尿素，秋季主要追施氮磷钾复合肥，或者埋施有机肥。通常5年以下幼树每株施尿素50～150g，5年以上植株尿素增至150～300g，并配合埋施人粪尿肥。

（五）杜仲整形修剪技术

自然生长的木本药用植物由于生长不平衡，植株冠幅较宽，枝条密生，无序而郁闭，严重影响通风透光，降低光合作用，造成病虫害滋生，造成生长和结果难以平衡，出现结果大小年的现象，从而降低花、果、种子的入药产量和品质。整形修剪是通过修剪把树体建造成某种树形，通过这种方式改变树体，促使树体平衡生长，稳定产量，保证质量。整形修剪还包括一些直接作用于树体上的外科手术和化学药剂处理，如刻伤、曲枝、环剥和使用植物生长调节剂等。杜仲林的整形修剪应根据其造林和经营目的进行，下面分别对以采皮、采叶、采果实为主的杜仲林的修剪进行介绍。

1. 以采皮为主，兼采其他药用部位杜仲的修剪

以采皮为主兼用其他药用部位的杜仲，主要是培养一个健壮、笔直的主干，在前面10年左右可以适当采叶、雄花或者果实。采皮为主杜仲的修剪分为三个阶段。

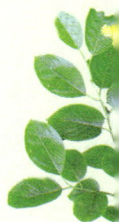

　　第一阶段是栽植后1～2年的修剪，以平茬为主。平茬相对较为简单，但是对后续树体的生长很关键。第一阶段平茬又分两种情况，一是在土地肥沃、水源充足的基地，于栽植后到春季萌发前，在苗木离地面2～3cm处剪掉苗木，即平茬。待春季萌发新芽后，留一个生长最旺盛的新芽作为主干，其他的全部清除，新芽生长过程中抽生部分新枝也不要留，都及时剪去，促进主干生长。第二年春季主干上萌发的新芽应及时将其1/3以下的芽去掉，并剪掉生长势强于主干的枝条，春夏旺盛生长时期及时疏剪过密的新芽和枝条。二是对于土地贫瘠，雨水不充足，灌溉条件一般的基地，一般是栽植后第二年苗木茎粗2.0～2.5cm时，在地面2～4cm以上进行平茬，其他管理参照第一种情况的。平茬要注意的是剪口部位不宜过低，低于原苗木根茎部以下，会在伤口处先形成愈伤组织，再从愈伤组织上萌发芽体，这样的萌芽速度慢，芽的生长势相对较弱，不利于主干的培养。

　　第二阶段是栽植后3～5年期间的修剪，以疏枝和抹芽为主。主干的高度一般为树高的1/3～1/2，因此1/2以下的新芽应及时抹去，其以上的过密枝条和生长势过强的枝条疏除20%左右，一次不宜疏除太多，否则降低光合作用，影响树体生长。春夏季生长季节，对于主干上面的萌芽及时抹去，主干以上的枝条留生长势强，生长相对弱的采取短截，并及时抹去新萌发的芽，促进其枝干增粗，促使整个树体生长健壮。

第三阶段是栽植后6年以上杜仲的修剪，以短截为主。经过前几年的修剪，杜仲的主干和树形已基本固定，杜仲的生长也逐渐变缓慢，特别是树高明显不如前几年，因此6年以后的修剪量相对较小。主要是冬季对于中下部过密、生长竞争较强的枝条进行短截，保证树的顶端优势，改善郁闭现象，增强光合作用，促使树高生长，促进树径增大，从而提高产皮的量。到了10年以上的成熟杜仲，可以开始采皮，适当短截的同时，要注意疏除一些虫枝、病枝和干枯枝条，保证叶片质量，保持树体活力。

2. 以采叶为主杜仲的修剪

以采叶为主的杜仲林，为了便于采收和增加产量，一般采用低干型或者无主干型，树形为圆柱形或者圆锥形，栽植密度大于其他的杜仲林。其修剪方式为栽植后，春季杜仲萌芽前按照设计的高度进行平茬，主干高为30～100cm，平茬后萌芽数为5～15个不等，分别于5、6月多次对芽梢进行修剪，保留5～6个健壮芽长成枝条。杜仲采叶林不宜不修剪只采叶，这样会造成树体长势弱，发芽慢，产叶量降低。采叶林应在生长季节进行多次修剪结合采叶，每次修剪采用将所有萌条留3～5cm进行短截，在短截的枝条上面采叶，一般每年修剪结合采叶2～3次。最后一次采叶是在霜降以后，将树体上面的叶片全部采摘。

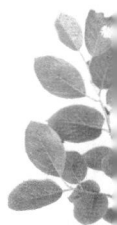

3. 果园的整形修剪

杜仲果园主要的丰产树形为自然开心形，树高控制在2.5～3m。

（1）幼树和初结果树的整形修剪　这一时期修剪的主要任务是培养合理牢固的骨架，促进树冠快速成形，同时采取有效措施，促使提早结果，并为盛果期丰产打好基础。

（2）骨干枝的培养　定植后的幼树，一般在定干部位以下20～30cm范围能萌发4～6个枝条，新栽苗当年缓苗期较长，生长量小，夏季选择分布均匀的3～4个枝条，逐步向下拉枝，使之与主干呈70°～90° 冬剪时，对达到3～4个合理枝的幼树，将分布均匀的3～4个分枝留20cm左右短截，其余枝条疏除，对枝量不够，或分布不合理的单株，所有枝条靠基部剪除，促发萌条，当新梢长达80～100cm时逐步拉枝，第二年秋冬季对培养的主枝拉开角度到80°～90°，除过弱枝外，一般不短截。夏季主枝背上萌发许多直立的旺梢，可拿枝、疏除、摘心，疏除量不宜超过新梢数量的30%，第三年冬季主枝骨架已基本形成，杜仲幼树整形以疏枝、摘心、拿枝为主，由于杜仲树势旺，萌芽抽枝力强，应少短截，多拉枝。

（3）夏季修剪　杜仲幼树枝条生长旺盛，分枝多，树冠扩大较快，这时应及时采取生长季节修剪，促使早结果、多结果、早丰产。生长季节主要采取拿枝、开张角度以及环剥、环割等措施。

拿枝：对背上枝及影响骨架生长的所有枝条，采用拿枝的手法，促使开花结果。杜仲幼嫩枝条较脆，易断裂，拿枝时要小心谨慎，从枝条基部开始拿枝，减少枝条断裂。拿枝时间6～7月份。

主干、主枝环剥与环割：环剥与环割是促进杜仲花芽形成、提早结果的有效措施。据洛阳林科所试验，环剥与环割的植株，生长势受到控制，对防止枝条徒长，促进花芽形成效果十分明显，高接后通过环剥或环割措施，接后300天处理植株全部开花结果，而未进行环剥或环割的植株第三年才开花结果。环剥或环割时间是5月下旬至7月中旬。环剥宽度根据环剥后的保护措施而定。如环剥后增加保护措施，环剥宽度一般为枝干粗的1/4～1/3，环剥后用塑料薄膜包扎环剥口；如环剥后剥面裸露不包扎，环剥口宽度为枝干粗的1/10～1/8，但最宽不能超过2cm。环割处理是将丰干主枝用嫁接刀或环割刀环状割伤3～4圈，刀口距离2mm左右，深达木质部。

摘心、抹芽：摘心对抑制旺枝生长、增加枝的级次和促花均有一定效果。一般一年摘心1～2次，当新梢长至30cm左右时摘去顶梢3～5cm，摘心主要部位：幼树、旺树骨干枝延长梢，主侧枝背上，摘秋梢嫩尖。对内膛、主干第一分枝以下等处萌发的幼芽，要及时抹去。

4. 结果枝组的培养

杜仲结果部位在当年生枝条基部。因此，培养形成一年生枝越多，丰产的可能性越大。杜仲一年生枝条萌芽抽枝力可达80%，不采取任何修剪措施就可抽生大量一年生枝，将这些枝条合理分配好空间是保证多结果的前提。这些枝条要多而不密，充分受光，对重叠枝、幼弱枝、过密枝、严重影响光照的背上枝及时疏除。其余枝条可通过拿枝、轻短截等来改变角度，调整营养空间，使枝组分布的较合理，有比较均匀的光照条件。根据具体情况，枝组可培养成长筒形或扁平扇状。

5. 盛果期的修剪

杜仲盛果期修剪的主要任务是：改善树冠透光条件，枝组的培养、固定和更新，尽量克服大小年结果现象，力争优质、高产、稳产。随着树龄增加，分枝量迅速增多，这时往往会形成枝条过密，影响通风透光条件，所以盛果期要特别注意疏除过密枝条、重叠枝条，严重影响光照的背上枝或拉平改造或疏除，盛果期树除较弱枝组外，应少短截。杜仲树如果不注意控制果量，很容易形成大小年结果现象，为了克服大小年，应在大年时减少座果量，节约树体营养，并在大年的5月下旬至7月中旬对主干进行环剥，促进花芽形成。杜仲的大小年结果仅靠修剪不能完全克服，还须加强土、肥、水管理。

6. 采雄花茶为主杜仲的修剪

由于单纯的采集雄花容易伤到萌发的幼芽，从而影响树体的生长，因此雄花的采集一般配合修剪一起进行。采集雄花的树体可以修剪成圆头形、自然

52

开心形或者圆柱形。栽植后的杜仲留4～6个萌条，生长季节将萌条进行拉枝处理，角度为20°～30°。冬季对萌条进行短截，留1/3～1/2培养成开花主枝。第二年春季对主枝上萌发的长度为30cm的枝条进行拉枝，如此反复，直到雄花茶园进入盛花期。开花后于每年春季，将开花枝条基部以上第4～6个芽处短截，并将过密和生长势弱的枝条疏除，并在剪除的枝条上采集雄花。

7. 杜仲头木林整形修剪技术

头木林经营可提高杜仲早期收益，缩短杜仲经营周期，以收获药用杜仲皮为主，兼可利用木材和树叶。它的前期是以乔林方式经营的，当幼林5～6年、树径6cm以上时，即可改为头木林经营。整形修剪主要技术：树木休眠期，在干高2m处截断主干。春季截口以下萌发的大量萌条长至10cm时，选择其中分布均匀、靠截口10cm范围内的粗壮萌条4～5个，作为主枝培养，其余萌条抹除。主枝萌条要尽量培养成直立状，当主枝基径达5～6cm时，轮流每年砍伐1个主枝剥皮利用，砍伐时间应在春季树液流动离皮时进行，并相应选留1个萌枝替代原主枝培养。一般25年可行主伐利用，主伐后可利用伐桩萌条培育第二代林。

（六）病虫害防治

1. 防治原则

以农业和物理防治为基础，生物防治为核心，按照病虫害的发生规律，科学使用化学防治技术，有效控制病虫害危害。

（1）农业防治　采取剪除病虫枝、清除枯枝落叶、刮除树干翘裂皮、翻树盘、地面秸秆覆盖、科学施肥等措施抑制病虫害发生。

（2）物理防治　根据害虫生物学特性，采取草把、黑光灯等方法诱杀害虫。

（3）生物防治　充分利用寄生性、捕食性天敌昆虫及病原微生物，调节害虫种群密度，将其种群数量控制在为害水平以下。

（4）化学防治　根据防治对象的生物学特性和为害特点，选择符合防治要求的农药品种，采用科学施药方式，保证施药质量。选用对人畜安全、不伤害天敌、对环境无污染、对目标害虫高效的农药。同时，注意农药的合理混用和轮换使用。

2. 病害

（1）根腐病　在贵州、湖北、河南、陕西等省均有发生，多在苗圃和五年生以下的幼树上发生，尤其是以苗圃地较普遍，严重时造成苗木成片死亡并且逐年蔓延。

症状：病菌先从须根、侧根侵入，逐步发展至主根，根皮腐烂萎缩，地上部出现叶片萎蔫，苗茎干缩，乃至整株死亡。病株根部至茎部木质部呈条状不规则紫色纹，病苗叶片干枯后不落，拔出病苗一般根皮留在土壤中。

防治方法：种植地宜选择土壤疏松、肥沃、灌溉及排水条件好的地块育苗，尽量避开重茬苗圃地。长期种植蔬菜、豆类、瓜类、棉花、马铃薯的地块也不宜作杜仲苗圃地。冬季土壤封冻前施足充分腐熟的有机肥，同时每公顷加施1.5～2.3吨硫酸亚铁（黑矾），将土壤充分消毒。酸性土壤每公顷撒0.3吨石灰，也可达到消毒目的。精选优质种子并进行催芽处理，加强土壤管理，疏松土壤，及时排水，也能有效抵抗和预防根腐病。或者在幼苗初发病期及时喷药，控制病害蔓延，用50%托布津400～800倍液、退菌特500倍液、25%多菌灵800倍液灌根，均有良好的防病效果。幼树发病后也应及时喷药防治，已经死亡的幼苗或幼树要立即挖除烧掉，并在发病处充分杀菌消毒。

（2）猝倒病　又称立枯病，在各产区都有不同程度的发生，主要发生在幼苗阶段，它是由土壤真菌引起，如丝核菌、镰刀菌和腐霉菌等。

症状：苗木在不同生长发育阶段表现出不同的症状。①种芽腐烂：播种后幼苗出土前或苗木刚出土，种芽遭受病菌侵染，引起种芽腐烂死亡。低温、高湿、土壤板结或播种后覆土过深，易感此病。②幼苗猝倒：幼苗出土至苗茎木质化前，病菌自幼嫩茎基部侵入，出现黑色缢缩，造成苗茎腐烂、幼苗倒伏死亡。在南方各产区苗木出土后如遇阴雨连绵天气发病严重，可造成苗木成片死亡。③子叶腐烂：幼苗出土后，子叶被病虫侵入，出现湿腐状病斑，使子叶腐烂、幼苗死亡。在湿度过大、苗木密集或揭草过迟的情况下感此病。④苗木立枯：苗木茎部木质化后，病菌主要从根茎部以下根部侵染，引起根部腐烂，病苗枯死而不倒伏。

防治方法：参考根腐病。

（3）枝枯病　病原为一种大茎点菌属真菌，属半知菌亚门。

症状：病害多发生在侧枝上。先是侧枝顶梢感病，然后向枝条基部扩展。感病枝皮层坏死，由灰褐色变为红褐色，后期病部皮层下长有针头状颗粒状物，当病部发展至环形时，引起枝条枯死。

防治方法：促进林木生长健壮和药剂涂抹修剪伤口是防治本病的中药措施。对感病枝进行修剪，并连同健康部剪去一段，伤口可用50%退菌特可湿性粉剂200倍液喷雾，活用波尔多液涂抹剪口。

（4）叶枯病　病原为一种壳针孢属真菌，属半知菌亚门。

症状：该病主要危害叶片。发病初期叶片出现黑褐色病斑，随后逐渐扩大，密布全叶，病斑边缘褐色，中间灰白色，有时因干枯而破裂穿孔，严重时，叶片枯死。

防治方法：管理上冬季清除落叶枯枝，减少传染病原，初发病期及时摘除病叶。药剂防治方面，在发病期用50%多菌灵500倍液、75%百菌清600倍液或64%杀毒矾500倍液等交替喷施2～3次，间隔期7～10天。

（5）角斑病　病原为一种尾孢属真菌，属半知菌亚门。

症状：该病主要危害叶片。发病初期出现不规则、褐色多角形病斑，病斑上有灰黑色霉状物。在秋季，有的病斑上长有病菌的有性孢子，呈散生颗粒状物，最后叶片变黑脱落。

防治方法：本病的防治关键在于加强田间管理，增施磷、钾肥，增强植株抗病力。发病初期喷施1∶1∶100的波尔多液，连续喷施2～3次，间隔期7～10天。

（6）褐斑病　病原为一种盘多毛属真菌，属于半知菌亚门。

症状：该病主要危害叶片。发病初期出现圆形或近圆形、边缘明显的黄色至紫褐色的病斑，后期病斑中心变成灰褐色至灰黑色并生有许多小黑点，即病菌的子实体。严重时病斑连接形成大斑，致使叶片干枯脱落。

防治方法：本病的防治关键在于加强田间管理，秋后清除落叶枯枝、集中烧毁，减少传染病原。在杜仲发芽前，用5波美度石硫合剂喷杀枯梢上的越冬病原，或喷施1∶1∶100的波尔多液保护。发病期可用50%多菌灵可湿性粉剂500倍液、75%百菌清可湿性粉剂600倍液交替连续喷施2～3次，间隔期7～10天。

（7）灰斑病　病原为细交链孢*Alternaria alternata*，属半知菌亚门。

症状：该病主要危害叶片和嫩梢。先自叶缘或叶脉发生，初呈紫褐色或淡

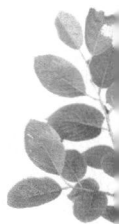

褐色近圆形斑点，后扩大成灰色或灰白色凹凸不平的斑块，病斑上散生黑色霉点。嫩枝梢病斑黑褐色，呈椭圆形或梭形，后扩展成不规则形，后期有黑色霉点，严重时枝梢枯死。

防治方法：加强抚育管理，增强植株抗病力，清除侵染源。发芽前，用0.3%五氯酚钠或5波美度石硫合剂喷杀枯梢上的越冬病原。发病初期，可喷洒50%托布津、50%退菌特600倍液或25%多菌灵1000倍液。

3. 虫害

（1）豹纹木蠹蛾*Zeuzera leuconotum* Butler。

危害特征：以幼虫蛀蚀杜仲枝干危害。

防治方法：冬季应清除被害树木，并进行剥皮等处理，以消灭越冬幼虫。可在成虫羽化初期及产卵前利用白涂剂涂刷树干，以防产卵或产卵后使其干燥，而不能孵化。也可向林内招引益鸟，捕食害虫。

（2）刺蛾*Cindocampa flavescens* Walker。

危害特征：幼虫发生期为7月中旬至8月下旬，有黄刺蛾、扁刺蛾、青刺蛾。主要危害杜仲叶片，将叶吃成空洞，缺口。

防治方法：人工消灭越冬茧。幼虫发生期喷施50%辛硫磷800倍液，发现初孵幼虫，摘除虫液并消灭幼虫，利用刺蛾的趋光性进行灯光诱杀。释放赤眼蜂，每公顷3000头，可收到良好效果。

（3）杜仲夜蛾*Noctuiganus ulmoides* sp.。

危害特征：以幼虫食叶，成孔洞或缺口危害。

防治方法：根据杜仲夜蛾3龄以后幼虫在黎明前下树潜伏在杂草或松土内、傍晚上树取食、老熟幼虫下树入土化蛹的习性，在树干上涂刷毒环或绑毒绳，阻杀上、下树幼虫。可用20%速灭菊酯乳油、25%氯氰菊酯乳油、2.5%溴氰菊酯乳油、5%来福宁、20%灭扫利、50%辛硫磷乳油等喷杀。

（4）杜仲梦尼夜蛾*Orthosia songi* Chen et Zhang。

危害特征：以幼虫食叶，成孔洞或缺口危害。

防治方法：参照杜仲夜蛾防治方法。

（5）木蠹娥*Zeuzera leuconolum* Butler。

生活习性：两年一代，幼虫于木质髓心越冬，次年或第三年5月化蛹，6月产卵孵化幼虫，初孵幼虫取食幼枝皮层，继而蛀入木质部，此外成虫起飞能力较差，虫害相应发展缓慢。

防治方法：清理林地、修除虫枝或主干虫孔乐果药棉填塞熏杀；6月份左右卵期树干涂刷干燥药剂，杀死虫卵；白僵菌、小茧蜂等天敌饲养，控制发生。

（6）地老虎*Agrotis ypsilon* Rottemberg。

生活习性：一年4～5代，以蛹及幼虫土居或草丛越冬，危害期4～9月，第

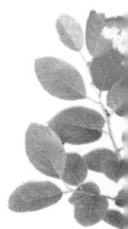

一代4～5月孵化危害，幼龄期群集幼苗嫩叶取食，3龄后白天潜伏土层，夜间活动咬断苗茎，老熟幼虫入土化蛹，成虫傍晚7～10时活动，有趋光性，对糖醋味敏感，第2～5代对杜仲苗不造成危害。

防治方法：避免连作熟地作苗圃地，及时除草松土，破坏化蛹产卵场所，减少幼虫食料；早播种早出苗，提前木质化，避免取食；傍晚灯光诱杀成虫或敌百虫、锌硫磷喷洒圃地，人工捕捉。

三、采收与产地加工技术

（一）杜仲的采收

1. 杜仲树皮的采收

杜仲定植后，以15～20年的成龄树开始剥皮较为适宜。剥皮以4～7月树木生长旺盛时期进行较好，这时树皮容易剥脱，也易于愈合再生。采收树皮的主要3种方法：部分剥皮法、砍树剥皮法、大面积的环状剥皮法，及其杜仲树剥皮后的养护。

（1）部分剥皮法　又称局部剥皮法。即在树干离地面10～20cm以上部位，交错地剥去树干外围面积1/4～1/3的树皮，使养分运输不致中断，待伤口愈合后，又可依前法继续取皮。每年可更换剥皮部位，如此陆续局部剥皮。

（2）砍树剥皮法　此种剥皮方法多在老树砍伐时使用。具体方法是：先在齐地面处，绕树干锯一环状切口，按商品规格所需长度向上量，再锯第二道切口，在两道切口之间，用利刀纵割1刀，再环剥树皮，上下左右轻轻剥动，使树皮与木质部分离。剥下第一筒树皮后把树砍倒，照此法按需要的长度在主枝上剥取第二筒、第三筒皮，剥完为止。不合长度的较粗树枝的皮剥下后也可作碎皮供药用。

（3）大面积的环状剥皮法 杜仲的大面积环状剥皮技术，是1978年推广的一种杜仲剥皮新技术。近年来在一些地区已推广。经研究发现，2～3年长成的新树皮（即再生树皮）的有效成分和药理作用与原来树皮（称原生树皮）完全相同，新树皮与原来树皮的结构基本相同。大面积环状剥皮的优点是：采收的树皮多，为部分剥皮所得树皮的3～4倍；避免了资源缺乏时的砍树剥皮。此法也可推广应用于厚朴、黄柏等药用植物。

环剥的技术要点和注意事项如下。

第一，要掌握好环剥的适宜时期。在山东省是6月20日至7月20日，贵州遵义，在4月中旬到8月下旬，湖南慈利在6月份。这时的气候特点是高温多湿，气温25～36℃，相对湿度80%以上，昼夜温差小，树木生长旺盛，体内汁液多，容易剥皮，成活率高，环剥应在阴天或多云天进行，如果是晴天，应在下午4点以后进行。

第二，操作方法是先在树干分枝处的下面横割一刀，再与之垂直呈丁字形

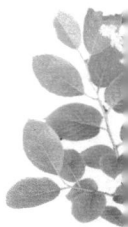

纵割一刀，深度要掌握好，割到韧皮部，不要伤害木质部。然后撬起树皮，沿横割的刀痕把树皮向两侧撕离，随撕随割断残连的韧皮部，待绕树干一周全部割断后，即向下撕到离地面约10cm处割下树皮，环剥即告完毕。

第三，注意选择生长势强壮的杜仲树进行环剥，新树皮易于再生。环剥后3～4天，一般表面呈现黄绿色，表示已形成愈伤组织，逐渐长出新皮。根据山东省经验，剥皮3～4年之后，新树皮能长到正常厚度，可再次环剥。环剥后表面呈现黑色部分，表示该处不能形成愈伤组织，也就不能长成新树皮。若环绕树干1周均呈黑色，则表示环剥失败，植株死亡。

第四，环剥时如气候干燥，要注意在剥前3～4天适当浇水，以增加树液，利于剥皮。剥皮后24小时严禁日光直射、雨淋和喷农药，否则会造成死亡。

第五，剥皮的手法要准（不伤害木质部），动作要轻、快、准，将树皮整体剥下，不要零撕碎剥，更不要使用剥皮工具或指甲等戳伤木质部外层的幼嫩部分，也不要用手触摸，因为这些部分稍受一点损伤，就会影响该部分愈伤组织的形成，进而变黑死亡。

（4）杜仲树剥皮后的养护　第一，保持空气相对湿度达到80%以上。北京市植物园发生杜仲树剥皮的时间正是北京地区雨季来临之际，加之树大荫浓，自然空气相对湿度已达到80%，进入秋季以后，树干周围相对湿度低于89%，该园应用有网眼塑料薄膜包裹树干，这样既能增加树干周围的相对湿度，又能在一定程度上保证树体与外界进行气体交换。

第二，暂停喷洒农药。杜仲树被剥皮后，树势会减弱，各种病虫害会乘机而入。此时喷洒农药会抑制新树皮再生。因此，这时的病虫防治工作以人工摘除病叶、病枝，或使用生物防治方法为主，暂停使用农药。

第三，加强灌水。杜仲剥皮后，树体内部水分通过暴露于空气中的生活细胞大量散失，特别在干旱季节，失水现象更为严重。而水分是树木原生质的重要成分，是植物细胞进行各种生理活动的必要条件。因此，剥皮后必须加强灌溉，增加植物水分，以维持水分代谢的平衡。北京植物园杜仲被扒皮时适逢雨季来临，这个矛盾显得不突出，进入秋季后空气湿度降低，这时进行了适当灌溉，满足了树体对水分的需要。

第四，防寒。杜仲剥皮后，各方面的抗性都会有所下降，在正常情况下，杜仲能够露地越冬，只是一年生苗需要防寒。因此，扒皮后杜仲树的越冬，必须考虑防寒。具体措施是：在秋季所加塑料薄膜（网眼塑料薄膜）的外面，于11月底再加一层牛皮纸或草席，既能保持温湿度，又能防止树木落叶后，太阳直射在树干上，发生灼伤。此外，应重视浇好冻水和春水（解冻水）。解除防寒的时间视第二年春季的天气情况而定。

2. 杜仲树叶的采收

杜仲树叶的采收比较简单，根据采叶的用途不同，采收方法略有区别。如

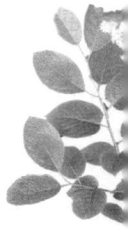

果采叶作药用，一般定植3～4年后的杜仲树即可以开始采叶。幼树采摘树叶过早，有碍植株生长，因此要把握好采叶时间。一般在10～11月间，杜仲落叶前采摘；而幼树应在11月上旬采摘，这时采摘对幼树的生长影响较小。供药用的树叶，应去其叶柄，剔除枯叶，晒干后即可。如果采叶目的是提取杜仲胶，采叶时间在11月份杜仲落叶之后收集为好。特别是在成片的杜仲林里，落叶之后，可用收叶工具收叶。收叶时要注意去掉杂叶、泥土、石块、枯枝等，然后集中晒干，装袋运到加工单位。

3. 杜仲种子的采收

杜仲的种子油脂含量高达35.5%，富含11种脂肪酸，其中不饱和脂肪酸的含量是总油脂含量的91.26%，亚麻酸含量最高，杜仲种子中还含有丰富的氨基酸，种类齐全。因此，杜仲种子常常被应用于食品、饲料添加剂、化妆品、香味剂、苦味剂、调味剂、医药等方面。种子采收之前，明确种子的用途。为了保证种子质量，要选择生长健壮、叶大、皮厚、无病虫害、未剥过皮的适龄雌株作为采种母树，不能采集阴郁林内和光照不足母树种子。采集时间一般在10月下旬至11月份，采收过早会因种子未成熟而影响播种质量，采种过晚会使种子自然落地后发生霉烂，或者因温度过低而遭受冻害影响种子发芽。采种选在晴天，用手采摘，或者在树下铺塑料布，用竹竿将种子轻轻打落。收集的种子置于室外阴凉、通风干燥处晾干。避免种子因含水量过高导致霉变。种子播种前进行去杂和去除不饱满和病虫害种子。

4. 杜仲雄花的采收

时间根据杜仲雄花的开花期而定，因各产区气候条件的差异，全国各产区杜仲雄花的适宜采收期在长江以南地区为3月10日至4月15日；黄河、淮河流域在3月下旬至4月中旬；石家庄及其以北地区在4月上旬至4月下旬。

采花时，根据修剪要求在剪下的雄花枝上采集雄花。采摘时雄蕊与萌芽分开放，然后将丛状雄花的每个雄蕊分开，以便于杀青，并使雄花茶茶体形状美观。经过细致筛选的杜仲雄花放干净的干燥通风处摊晾12～24小时，摊晾后的杜仲雄花可进行雄花茶加工。

如果产花量量大暂时来不及加工时，可进行低温贮藏保鲜，保鲜温度20～50℃准备保鲜的杜仲雄花不进行筛选和初加工。保鲜的雄花可用塑料袋或纸箱包装，每袋（箱）2～3kg。保鲜过程中防止堆积发热及雄花失水，雄花的贮藏位置最好不与其他物品放在一起，避免雄花被污染或串味。

（二）杜仲的产地初加工

1. 杜仲皮加工

树皮采收后，用沸水烫后展开，将树皮内表面相对层层叠放在稻草垫底的平地上，每层厚5～7cm，上盖木板，加重物压实，四周加草围紧，使其"发

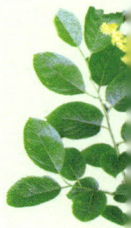

汗"，约经一周，内皮呈暗紫色时可取出晒干，刮去表面粗皮，修切整齐即可。注意层间留出适当空隙，防止中间霉变，叠放后用绳捆好平放压实，堆置"发汗"，初夏5～6天，盛夏1～2天，至内皮呈紫褐色，取出，晒干，即可分等包装。

2. 杜仲叶加工

杜仲树叶的加工可分为两种类型，一是开发叶代替皮作为药用材料，需经加工制成滋补饮料和降压药、降压茶等饮品，以满足人们对于保健用药的市场需求；二是提炼杜仲胶用，常见的提炼方法有碱浸法，主要的加工环节包括晒干、贮藏、分级、包装。为防止腐烂，杜仲叶采收后要先摊放在室内，并及时进行杀青处理，常见的杀青方法是以普通铁锅作为炒锅，翻炒至叶面失去光泽，叶色暗绿，叶质柔软，失重30%左右即可。

（三）杜仲的炮制

1. 沙烫杜仲

将杜仲切成2～3mm宽的细丝片，将干净沙加热至200℃，把杜仲丝片置锅内炒至杜仲断丝为止，表面呈黑褐色，内部焦黄。

2. 盐炙杜仲

杜仲丝切丝后，用含盐量2%的盐水喷匀，闷润1小时，再倒入200℃热沙中，炒至断丝为止，放盐量20g/kg。

3. 蒸杜仲

取杜仲丝片用盐水润透后，放一夜，再蒸1小时晒干，用盐量与盐沙烫的方法相同。

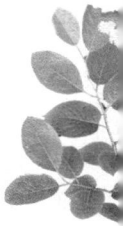

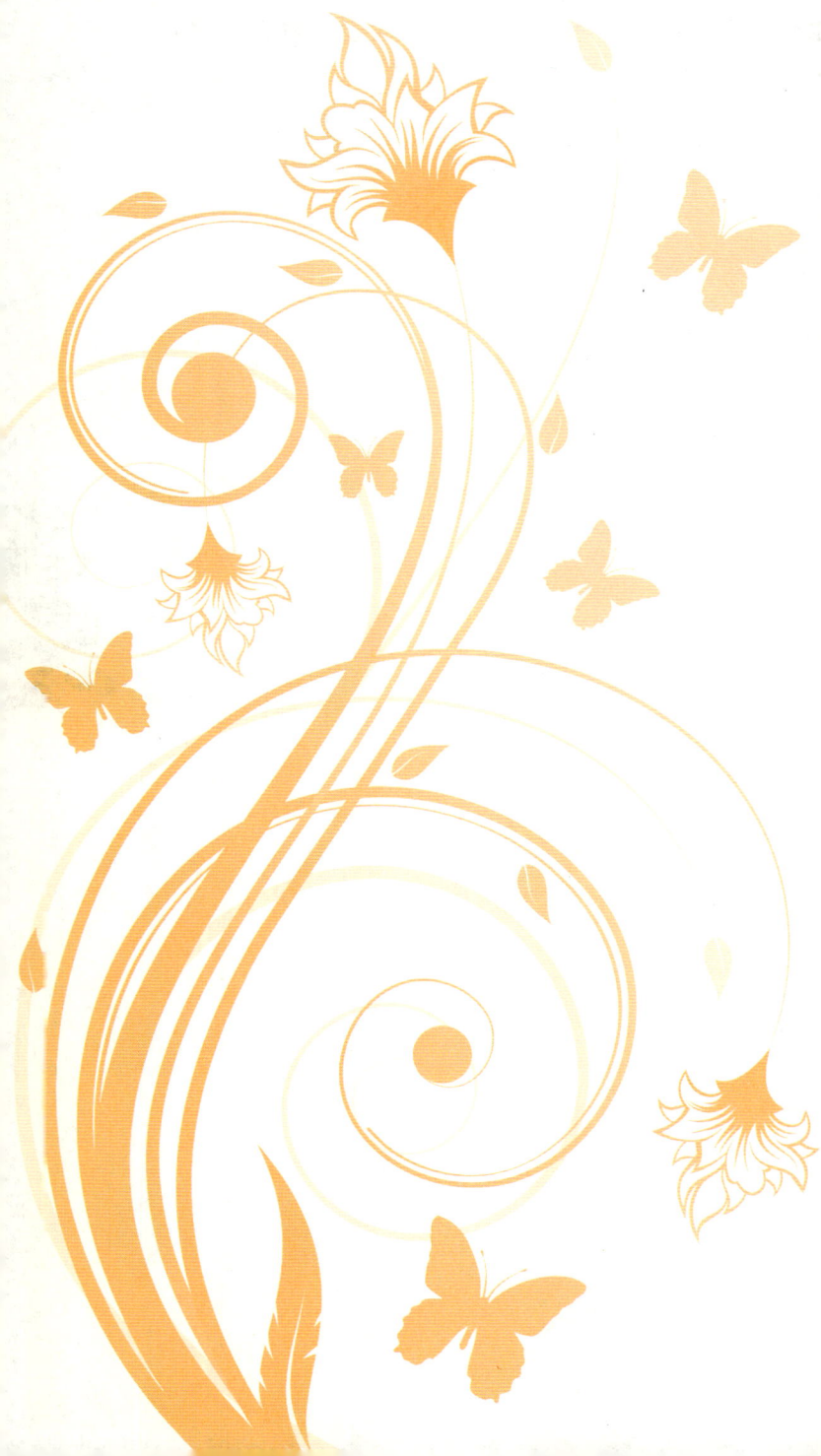

第4章

杜仲特色
适宜技术

一、杜仲矮化密植种植技术（采叶为主）

1. 播种育苗

选择地势平坦、土层深厚、肥沃、排灌方便的土壤作为育苗地，种子最好当年采收的鲜种，春季按照行距约30cm进行条播，覆土压实，播种量每亩约6kg，地势较低处最好做高畦。幼苗前期防旱，后期防涝，注意中耕除草。幼苗期追肥2～3次。

2. 移栽

移栽方式以穴栽为主，每穴基肥用足。选择1～2年的壮苗，在春季或秋季按照株行距2m×2m进行穴栽，覆土压实，定根水浇透。杜仲定植后注意除草防旱，成林后及时清林防荒。不定期进行培土追肥，施肥以有机肥为主。

3. 矮化和修整

杜仲定植后，主干高30～100cm时，在春季杜仲萌芽前剪除主枝促其萌发侧枝，同时修剪侧枝，达到株型丰满，植株低矮的效果。杜仲采叶和修剪应结合进行，每年修剪结合采叶2～3次。

4. 杜仲叶采收

杜仲移栽后3～4年即可采收杜仲叶，在7月和10月的晴天或多云天气，采摘成熟叶片，阴凉处平摊，晒干。

5. 技术要点

（1）杜仲播种育苗，种子覆土厚度要适宜，过厚或过薄均会严重影响出苗率。幼苗前期，切记不要闹草荒，及时除草。水肥管理要跟上。

（2）杜仲矮化和修整的时间要把握好，一般选择晚秋或冬末春初，不可过晚。修剪要准确，保持好树形，便于管理和采收。

（3）杜仲叶采收后，不可堆砌，应该及时摊开。

二、杜仲采皮营造技术

1. 细致整地

杜仲采皮丰产林需要深翻整地，修好灌水渠道，挖好排水沟，施足底肥。栽植坑的大小视苗木大小而定，一至二年生苗木栽植坑长、宽、深各为50cm，三至四年生苗木栽植坑长、宽、深各为80cm，挖栽植坑时应将表土和底土分别放置在栽植坑的两侧。

2. 优选良种

早在20世纪80年代初开始对杜仲进行良种选育，选育出多个优良品种，如华仲1号、华仲2号、秦仲1号等，这些品种生长迅速，遗传增益明显，有效成分含量高，抗逆性强。规划种植前需要合理选择树种。

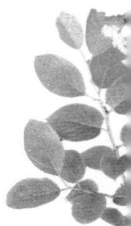

3. 合理密植

密度的大小直接影响植株的生长，影响以后的丰产。密度过小会造成土地的浪费，密度过大会造成树木个体之间对光照、水分及养分的激烈竞争，影响树木的生长，影响树木的质量。如果立地条件好，树木生长快，冠幅小，密度应小一些，可为4.5m×5m；若立地条件差，树木生长慢，郁闭迟，冠幅小，密度可加大一些株行距可缩小为3.5m×4m。合理密植需要根据种植环境来。

4. 栽后平茬

栽植苗木不管一年生还是二年生，栽后都需要平茬。平茬是促进杜仲苗木高生长和直立生长非常有效的措施。由于杜仲无顶芽，但萌芽力很强，故在自然状态下一至二年生实生苗呈"Z"形弯曲生长。平茬后苗木不仅茎干通直，且高生长量比不平茬可提高1/4～1/3，平茬后往往在剪口一下萌生许多萌条，待萌条长至10～15cm时，应及时选留其中1个生长旺盛、着生位置适宜（周围没有连生萌条）的萌条，将其余萌条全部清除。此后每10天除萌1次，除萌时应注意不要损伤所留用的主干。已在苗圃平茬过的二年生苗木，造林后可不再平茬。

5. 技术要点

（1）杜仲移栽后需要覆膜保温，减少地面水分蒸发，可在苗木周围覆盖地膜。

（2）采皮杜仲需要通过合理修剪，保证树木高大、通直。在地上2.5m范围内不留侧枝，及时抹除萌发的腋芽。长势过弱的苗木可进行平茬，随后加强水肥管理，促进主干长成。

（3）杜仲皮采收后，及时覆膜处理伤口，防止感染。

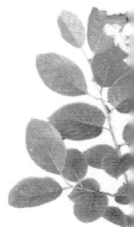

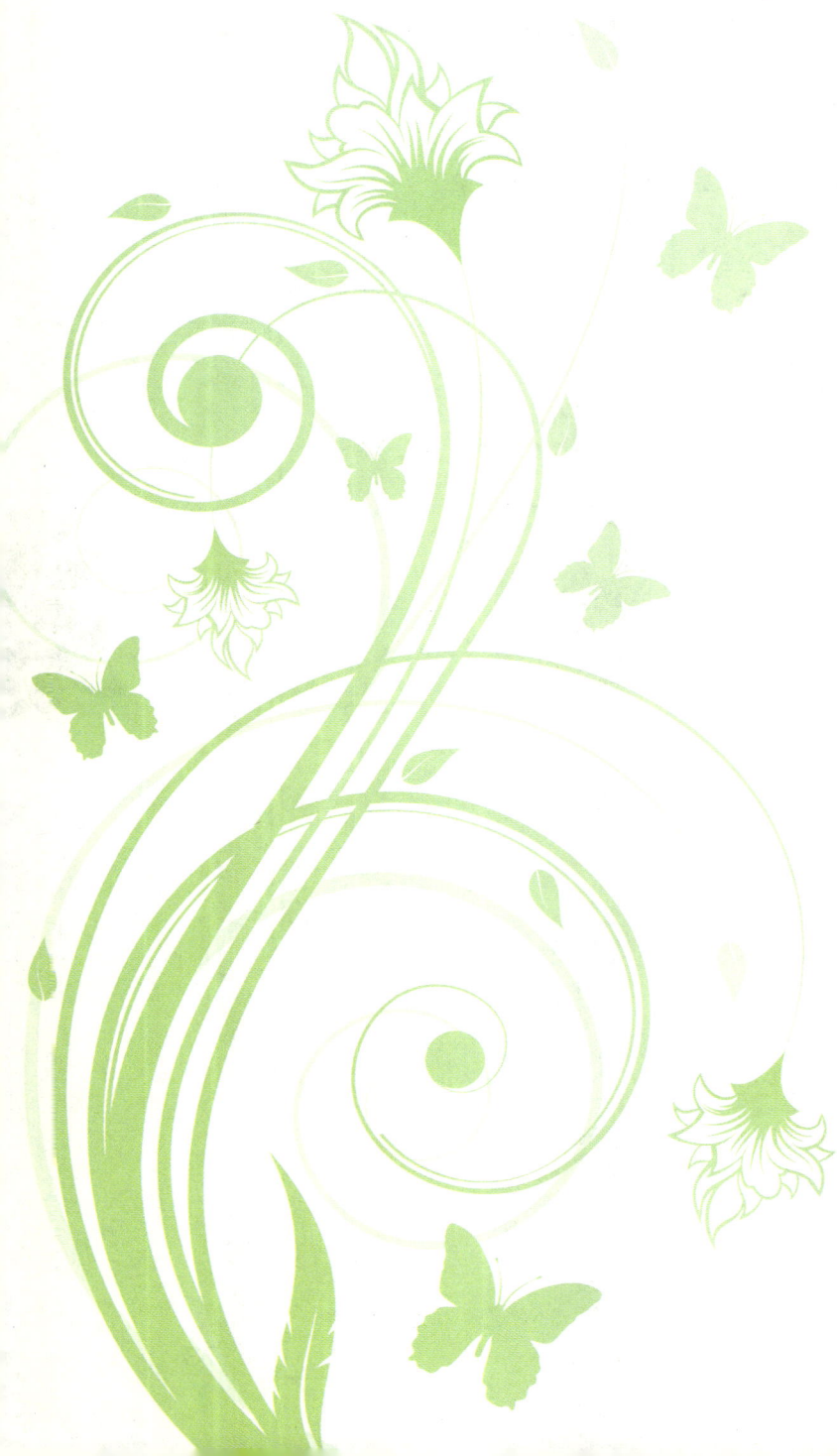

第**5**章

杜仲药材
质量评价

一、本草考证与道地沿革

杜仲首载于《神农本草经》，魏晋南北朝时《名医别录》谓其"生上虞山谷及上党、汉中。二月、五月、六月采皮。"即今秦岭北坡地区。《本草经集注》云："上虞在豫州，虞虢之虞，非会稽上虞县也。今用出建平、宜都者。状如厚朴，折之多白丝为佳。"《蜀本草》："《图经》云：生深山大谷，树高数丈，叶似辛夷，折其皮多白绵者好。"《本草图经》云："今出商州、成州，峡州近处大山中亦有之……亦类柘，其皮类厚朴，折之内又白丝相连。二月五月、六月、九月采皮用。江南人谓之檰。初生叶嫩时采食……谓之檰芽。"民国时期《药物出产辨》称其"产四川贵州为最"。新中国成立后，开始发展杜仲人工纯林，如贵州遵义杜仲林场、湖南慈利杜仲林场，是杜仲生产主要基地。考察历代本草记载杜仲产地可以发现，杜仲首先利用秦岭大巴山北坡资源，逐渐向南发展，当代的杜仲人工纯林种植也使湖北西南部、湖南西部慈利、石门成为杜仲主产区之一，并且因为野生资源的消耗，湖北、湖南的人工杜仲林逐渐成为杜仲药材的主要来源。直到近代科学相续发现杜仲胶和杜仲皮、叶降压、保健新疗效后，杜仲的开发利用进一步发展。在国内外大量研究资料证实杜仲叶的药用有效成分与杜仲皮基本相同、药用功能基本一致的基础上，我国将杜仲叶正式列入《中华人民共和国药典》（简称《中国药典》）2005年版。

二、药典标准

药典规定杜仲为杜仲科植物杜仲 *Eucommia ulmoides* Oliv.的干燥树皮。4～6月剥取，刮去粗皮，堆置"发汗"至内皮呈紫褐色，晒干。

1. 性状

本品呈板片状或两边稍向内卷，大小不一，厚3～7mm。外表面淡棕色或灰褐色，有明显的皱纹或纵裂槽纹，有的树皮较薄，未去粗皮，可见明显的皮孔。内表面暗紫色，光滑。质脆，易折断，断面有细密、银白色、富弹性的橡胶丝相连。气微，味稍苦。

2. 显微鉴别

本品粉末棕色。橡胶丝成条或扭曲成团，表面显颗粒性。石细胞甚多，大多成群，类长方形、类圆形、长条形或形状不规则，长约至180μm，直径20～80μm，壁厚，有的胞腔内含橡胶团块。木栓细胞表面观多角形，直径15～40μm，壁不均匀增厚，木化，有细小纹孔；侧面观长方形，壁三面增厚，一面薄，孔沟明显。

3. 理化鉴别

取本品粉末1g，加三氯甲烷10ml，浸渍2小时，滤过。滤液挥干，加乙醇1ml，产生具弹性的胶膜。

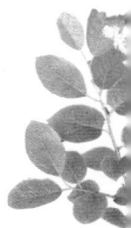

4. 检查

水分　不得过13.0%。

总灰分　不得过10.0%。

5. 浸出物

照醇溶性浸出物测定法（通则2201）项下的热浸法测定，用75%乙醇作溶剂不得少于11.0%。

6. 含量测定

照高效液相色谱法（通则0512）测定。

色谱条件与系统适用性试验　以十八烷基硅烷键合硅胶为填充剂；以甲醇–水（25：75）为流动相；检测波长为277nm。理论板数按松脂醇二葡萄糖苷峰计算应不低于1000。

对照品溶液的制备　取松脂醇二葡萄糖苷对照品适量，精密称定，加甲醇制成每1ml含0.5mg的溶液，即得。

供试品溶液的制备　取本品约3g，剪成碎片，揉成絮状，取约2g，精密称定，置索氏提取器中，加入三氯甲烷适量，加热回流6小时，弃去三氯甲烷液，药渣挥去三氯甲烷，再置索氏提取器中，加入甲醇适量，加热回流6小时，提取液回收甲醇至适量，转移至10ml量瓶中，加甲醇至刻度，摇匀，滤过，取续滤液，即得。

测定法　分别精密吸取对照品溶液与供试品溶液各10μl，注入液相色谱仪，测定，即得。

本品含松脂醇二葡萄糖苷（$C_{32}H_{42}O_{16}$）不得少于0.10%。

7.　炮制

杜仲：杜仲刮去残留粗皮，洗净，切块或丝，干燥。

盐杜仲：取杜仲块或丝，照盐炙法（通则0213）炒至断丝、表面焦黑色。

8.　性味与归经

甘，温。归肝、肾经。

9.　功能与主治

补肝肾，强筋骨，安胎。用于肝肾不足，腰膝酸痛，筋骨无力，头晕目眩，妊娠漏血，胎动不安。

10.　用法与用量

6～10g。

11.　贮藏

置通风干燥处。

三、质量评价

正品杜仲药材为杜仲科植物杜仲的树皮，呈扁平的板片状或块状，有时

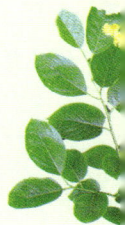

为调剂方便或者切成丝状，中间有胶丝相连，厚2～7mm。外表面有灰白色栓皮，可见纵沟，有时可见皮孔呈斜方形，或有时除去栓皮，呈灰褐色，内表面光滑，紫褐色。质脆，易折断，断面有细密银白色胶丝，缓慢拉扯可拉至1cm以上方断。炒杜仲表面灰黑色，断面胶丝易扯断或仅可拉扯至0.5cm左右（图5-1）。

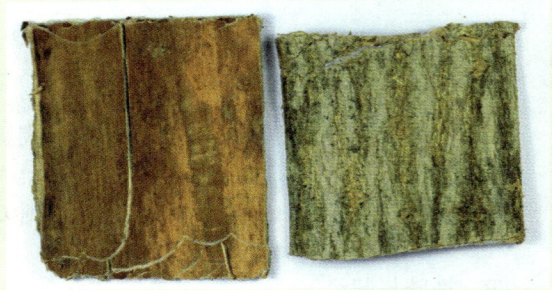

图5-1　杜仲药材

四、杜仲药材规格等级

1. 国内销售杜仲的商品规格等级

杜仲药材现行部局标准共分四等，分为特等、一等、二等、三等四个等级。

（1）特等　干货，呈扁平状，两端切齐，去净粗皮，表面呈灰褐色，里面黑褐色，质脆，断处有胶丝相连，味微苦，整张长70～80cm，宽50cm以上，厚0.7cm以上，碎块不超过10%。无卷形，杂质，霉变。

（2）一等　整张长40cm以上，宽40cm以上，厚0.5cm以上，碎片不超过10%，其余同特等。

（3）二等　呈平板状或卷曲状，内面青褐色，整张长40cm以上，宽30cm以上，厚0.3cm以上，碎片不超过10％，其余同特等。

（4）三等　凡不符合特等、一等、二等标准，厚度不小于0.2cm，包括树皮、根皮、碎块，均属此等。

2．出口销售杜仲的商品规格等级

近年，杜仲除供应国内，还有出口，出口商品按厚薄分为一等、二等、三等厚杜仲，一等、二等薄杜仲，每张均须"修口"。

（1）一等厚杜仲　肉皮厚，刮去粗皮呈黄褐色，无霉点及碎筒，最小块15cm^{2}以上，两端切成斜口，厚1cm以上。

（2）二等厚杜仲　除厚0.5cm以外，均按上述要求。

（3）三等厚杜仲　除厚0.3cm以外，均按上述要求。

（4）一等薄杜仲　除厚0.2～0.3cm以外，均按上述要求。

（5）二等薄杜仲　除厚0.2cm左右以外，均按上述要求。

3．历史规格

（1）川杜仲　指重庆集散的杜仲，有以下产区：①四川大巴山南麓、通江、万源、广元等地主产。皮细肉厚，质佳。②贵州大娄山山脉、遵义等地主产。皮厚粗，粗细不一，质略次。③重庆酉阳、黔江等地主产。薄仲，张大皮薄，花纹细致。此类产品过去称港字仲，专供出口和广东。

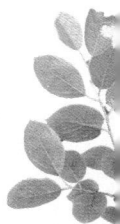

（2）汉杜仲　指在武汉集散的杜仲，有以下产区：①陕西、湖北大巴山北麓、平利、镇巴、宁强、竹溪、房县、兴山等地主产。外皮粗糙，肉薄质松，较差。②湖南、湖北武陵山区，湘西、恩施等地主产。皮粗、肉薄、碎张多，多为捆仲。

根据各地产品质量加工分档，规格有神字仲、福字仲、禄字仲、寿字仲，上等货装木箱，也称箱仲。后改称为特等、一等、二等、三等。港字仲为四川产薄皮杜仲，青花细纹，其质不同于一般薄皮杜仲。捆仲多为不整齐板块、卷筒、大小、厚薄混杂或加工后碎片、碎块，外包大张，内夹小块打成大件，每捆重可达五六百斤。仲角为加工等级杜仲切下的角或修下的边。

五、杜仲药材贮藏、包装、运输

杜仲的贮藏和包装直接影响其产量的高低和质量的优劣。杜仲皮的大小、厚薄、质量不一，打包时要分等包装。将已分好等级的杜仲皮分类装好，排列整齐，打捆成件，每件50公斤。采用编织袋或者纸箱等，在每个包装上，标明品名、规格、产地、批号、生产与包装日期、生产单位，并附有质量合格的标志。按批次、产地、堆码整齐，贮藏在通风、阴凉干燥处，温度30℃以下，相对湿度70%以下，商品安全水分低于10%，仓库应有通风、防潮设备，注意虫害和鼠害。运输工具清洁、干燥、无异味、无污染，运输过程中注意防雨、防潮、放暴晒、防污染等，避免与其他货物混装运输，保证药材品质。

第6章

杜仲现代研究与应用

一、化学成分

（一）成分研究

截至目前，国内外学者已从杜仲的皮、叶、花和果实中分离得到化学成分达140余种，按其结构分为木脂素类、环烯醚萜类、黄酮类、苯丙素类、甾醇类、三萜类、多糖类、抗真菌蛋白及矿物元素等，其中木脂素类和环烯醚萜类所占的比例较大，其次是黄酮类及其他类化合物。研究表明，杜仲皮、叶及枝条所含的有效成分基本相同。

1. 木脂素类

木脂素类化合物是杜仲中含量最丰富的活性物质。迄今分离得到的木脂素类化合物共32种，包括双环氧木脂素、表松脂醇、中松脂醇、松脂醇、丁香脂素、杜仲素A、表松脂醇4′，4″–二吡喃葡萄糖苷、松脂醇葡萄糖苷、松脂醇4′，4″–二吡喃葡萄糖苷、丁香脂素4′–葡萄糖苷、鹅掌楸碱、1–羟基松脂醇、1–羟基松脂醇4′–吡喃葡萄糖苷、1–羟基松脂醇4″–吡喃葡萄糖苷、1–羟基松脂醇4′，4″–二吡喃葡萄糖苷、单环氧木脂素、橄榄脂素、橄榄脂素4′–吡喃葡萄糖苷、橄榄脂素4″–吡喃葡萄糖苷、橄榄脂素4′，4″–二吡喃葡萄糖苷、环木脂素、环橄榄脂素、新木脂素、柑属苷B、赤式二羟基脱氢二松柏醇、苏式二羟基脱氢二松柏醇、脱氢二松柏醇二糖苷、二氢脱氢二松柏醇、赤式甘油–β–松柏醇

84

醛醚、苏式甘油-*β*-松柏醇醛醚、倍半木脂素、耳草醇C4′ 4″-二吡喃葡萄糖苷、耳草醇C4′，4″-二吡喃葡萄糖苷、甘油-*β*-丁香脂素乙醚4′，4″二吡喃葡萄糖苷、（＋）-松脂醇香草酸醚二吡喃葡萄糖苷、（＋）-丁香脂素香草酸醚二吡喃葡萄糖苷、（－）-丁香丙三醇-*β*-丁香脂素醚二糖苷。按其结构可分为双环氧木脂素、单环氧木脂素、环木脂素、新木脂素和倍半木脂素。其中松脂醇二葡萄糖苷是杜仲药材质控的重要指标。

2. 环烯醚萜类

从杜仲的皮和叶内分离出29种环烯醚萜类化合物，包括筋骨草苷、桃叶珊瑚苷、车叶草苷、车叶草酸、梓醇、1-去氧杜仲醇、去乙酰车叶草酸、二氢查耳酮、表杜仲醇、杜仲醇苷、杜仲醇苷Ⅰ、杜仲醇、杜仲醇Ⅰ、杜仲醇Ⅱ、京尼平、京尼平苷、京尼平苷酸、哈帕苷乙酸酯、地支普内酯、雷朴妥苷、鸡屎藤苷-10-*O*-乙酸酯、杜仲苷、杜仲苷A、杜仲苷B、杜仲苷C、杜仲苷等，目前研究最热的是京尼平苷酸、京尼平苷和桃叶珊瑚苷。

3. 黄酮类化合物

黄酮含量的高低是判断杜仲生药材及其产品质量的重要指标。现已从杜仲中分离鉴定18种黄酮类化合物，包括黄芪苷、黄芩素、陆地锦苷、金丝桃苷、异槲皮素、山奈酚、山奈酚-3-*O*-芸香苷、山奈酚-3-*O*-6″-乙酰葡萄糖苷、木樨草素、烟花苷、木蝴蝶素、槲皮素、槲皮素-3-*O*-桑布双糖苷、槲皮素–3–*O*–木糖–（1→2）–葡萄糖苷、槲皮素–3–*O*–α–L–吡喃阿拉伯糖–（1→2）–葡萄糖苷、芦丁、汉黄芩素、汉黄芩苷。

4. 苯丙素类

苯丙素类化合物是形成木脂素类的前体，广泛存在于杜仲叶和皮中。2005年版《中国药典》将苯丙素类化合物中的绿原酸含量作为杜仲叶生药的主要有效成分和质量控制的标准。现已经报道的杜仲苯丙素类化合物共14种，包括抗坏血酸、咖啡酸、咖啡酸乙酯、绿原酸、对香豆酸、松柏苷、松柏醇、二氢咖啡酸、愈创木基丙三醇、异绿原酸A、异绿原酸C、绿原酸甲酯、间羟基苯丙酸、紫丁香苷。

5. 酚类

酚类物质具有丰富的抗炎、抗氧化、抗肿瘤等活性。现已从杜仲中分离纯化出的酚类物质有10种。儿茶酚、儿茶酸、表儿茶酸、eucophenoside、没食子酸、蔻布拉苷、原儿茶酸、原儿茶酸甲酯、焦棓酸、香草酸。

6. 甾醇类及三萜类甾醇类及三萜类化合物

在自然界中广泛存在。目前从杜仲中分离鉴定出的甾醇类及三萜类化合物共有10种。白桦脂醇、白桦脂酸、胡萝卜苷、杜仲二醇、地黄素C、β–谷甾醇、杜仲丙烯醇、熊果酸。

7. 多糖类

杜仲多糖A是最早从杜仲中提取出的一种酸性多糖。它由L-阿拉伯糖、D-半乳糖、D-葡萄糖、L-鼠李糖、D-半乳糖醛酸以摩尔比8：6：4：5：8组成。随后发现另一酸性多糖-杜仲多糖B，其由L-阿拉伯糖、D-半乳糖、L-鼠李糖、D-半乳糖醛酸按摩尔比10：5：24：24组成。

8. 抗菌蛋白

杜仲抗真菌蛋白（eucommia antirungal protein，EAFP）最早于1994年在杜仲皮中发现。现已分离获得3种亚型：EAFP1、EAFP2和EAFP3，它们都对植物病原真菌有较好的抑菌效果。

9. 其他成分

杜仲中含有丰富的氨基酸，包括丝氨酸、谷氨酸、甘氨酸、丙氨酸、精氨酸等17种游离氨基酸。杜仲叶和皮中含有丰富的维生素E和β胡萝卜素，维生素B_2及微量的B_1。还含有锗、硒等15种微量元素和杜仲胶。

（二）有效成分的提取

从目前对杜仲所含有效成分研究来看，杜仲（杜仲皮和叶）主要成分有环烯醚萜苷类、杜仲胶、木脂素及苯丙素类。其中苯丙素类的绿原酸，环烯醚萜苷类的桃叶珊瑚苷、京尼平苷酸及京尼平苷及木脂素类的松脂醇二葡萄糖苷、丁香脂二葡萄糖苷的含量可以对杜仲进行质量控制。有效成分的提取方法主要有传统溶剂提取法、树脂法、超声法、微波法、超临界二氧化碳法等。

1. 绿原酸的提取

采用传统的溶剂提取和微波浸提的方式进行，传统的提取方法采用乙醇作为提取溶剂进行热提取及后来的一些改进方法；通过微波法能做到快速高效的提取杜仲中的绿原酸，微波能使杜仲中的细胞膜和细胞壁破裂，促使提取溶剂进入细胞内，溶解并释放细胞内物质，具有提取效率高、速率快、选择性强、杂质少、无污染等优点，具体提取条件为60%的乙醇水溶液，固液比1：50，提取时间2分钟，压力202kPa。

2. 环烯醚萜苷的提取

一般采用混合溶剂法，常用水、甲醇、乙醇、稀丙酮溶液、正丁醇、乙酸乙酯等混合溶液为提取溶剂。将提取液减压回收有机溶剂，浸膏分散入水中，除去树胶类水不溶性杂质。水相中存在的酚类、鞣质和黄酮类杂质，可加入乙酸铅沉淀除去，或用阴离子交换树脂吸附，再用正丁醇萃取得到水中的环烯醚萜苷，减压回收正丁醇得到总苷，也可用活性炭吸附水相中的苷，水洗除去水溶性杂质，再用适当的有机溶剂，如稀乙醇等将苷类洗脱，除去溶剂得到总苷，再用重结晶等方法进行提纯。有学者以桃叶珊瑚苷为例探索出提取的最佳工艺为：十年生的杜仲树皮以72%乙醇，料液比为1：12，在65℃提取3次每次

60分钟，桃叶珊瑚苷的提取效率最高。此外也可以通过超临界二氧化碳从杜仲叶中同时提取有效成分绿原酸、京尼平苷酸、丁香脂二糖苷。京尼平苷酸的最佳工艺为提取温度50℃，时间1小时，提取1次，提取溶剂为80%乙醇，料液比为1∶12，同时对提取原料进行了筛选，得出以新采剥的杜仲干皮用蒸气蒸10分钟后，再放入烘箱中快速烘干为佳。随着现代提取工艺的发展，现有超临界CO_2萃取工艺提取桃叶珊瑚苷的高效方法。

二、药理作用

杜仲其味甘，性温。有补益肝肾、强筋壮骨、调理冲任、固经安胎的功效。其化学成分主要含木脂素类、苯丙素类、环烯醚萜类、黄酮类，此外还含有多种氨基酸、维生素、矿物质。现代药理学研究表明杜仲具有以下药理作用。

1. 降血压作用

杜仲的皮和叶所含的糖类、生物碱、绿原酸、桃叶珊瑚苷均有不同程度的降压作用。有研究表明，杜仲水提物对犬有明显的降压作用，而且疗效平稳，无毒副作用，杜仲的降压作用与其所含有的生物碱、桃叶珊瑚苷、绿原酸和糖类等物质有关。杜仲糖苷提取物可有效降低自发性高血压大鼠的血压，该作用可能与血浆中ET-1降低，NO浓度升高有关。此外，近年的研究认为杜仲对血压具有化学降压药无法比拟的"双向调节"功能，即高血压患者服后可降压，低血压患者服后可升压。

2. 降血脂作用

杜仲能够降低血浆三酰甘油、胆固醇、游离脂肪酸和低密度脂蛋白，能够软化修复血管功能，迅速扩张血管，改善人体血液循环，预防心脑缺氧。其机制包括：①抑制HMG-CoA还原酶和胆固醇酰基转移酶的活性，阻碍肝中脂肪酸和胆固醇的合成；②提高载脂蛋白ApoⅠ水平；③通过PPAR信号通路调节脂肪酸的氧化，尤其是β-氧化；④促进载脂蛋白B分泌，增强溶酶体活性。

3. 降血糖作用

杜仲能够有助于调节糖尿病患者体内的血糖，帮助患者增加发汗，提高胰岛素分泌，在糖尿病治疗领域极具开发潜力。其主要降糖机制：①抑制α-葡萄糖苷酶和淀粉酶的活性，抑制碳水化合物的分解；②增强糖酵解酶活性，减弱糖异生酶葡萄糖-6-磷酸酶、磷酸烯醇丙酮酸羧激酶（PEPCK）的活性；③抑制糖基化，阻碍终末期糖基化产物的生成，减少糖尿病并发症的发生；④提高血浆中胰岛素水平，增强胰岛β细胞活性，改善胰岛素抵抗。

4. 抗肿瘤作用

现代药理实验证明杜仲有抗癌和抑癌之功效，其有效成分与其所含的木脂素、苯丙素及环烯醚菇类化合物有关。续俊文等报道，杜仲所含的京尼平苷酸甲酯具有抗肿瘤的作用，杜仲所含的丁香脂素双糖苷在淋巴细胞白血病马P388

（Ps）统中有较好的活性，浓度12.5mg/kg可控制T/C值≥126。Okada等从杜仲叶三氯甲烷提取物中分离出的地黄普内酯，是一种干扰T淋巴细胞功能的免疫抑制物质，对人鼻咽癌和鼠淋巴细胞白血病（P388）均有生长抑制活性。有学者研究了杜仲茶的变异原性抑制作用，发现该作用与绿原酸等抗变异原性成分有关，揭示了杜仲对肿瘤预防的重要意义。

5. 免疫调节作用

杜仲的皮、叶、枝、再生皮及杜仲煎剂灌服，对氢化可的松作用下小鼠巨噬细胞吞噬红细胞功能有明显作用，吞噬活力增加。杜仲茶提取的碱性物质有抗破坏人体免疫系统病毒的功能，给小白鼠注射杜仲叶的20%和50%乙醇提取物，可明显增加小白鼠淋巴细胞转化功能及腹腔巨噬细胞的吞噬功能，而对正常小鼠无明显影响。研究还发现杜仲水煎液对细胞免疫具有双向调节作用：既能激活单核巨噬细胞系统和腹腔巨噬细胞系统的吞噬活性，增强机体的非特异免疫功能，又能对迟发型超敏反应起抑制作用。

6. 抗氧化及延缓衰老作用

我国早在两千年前的古籍中，就有杜仲树皮煎汤饮服可延年益寿的记载。研究证明，杜仲枝叶的水提物有抗脂质过氧化作用，能抑制Fe^{2+}所致的丙二醛生成，对大鼠肝脏、肌肉的脂质过氧化有明显的保护作用。用杜仲制作的保健品抗氧化效果比维生素E好得多。用D-半乳糖建立小鼠代谢紊乱实验性衰老模

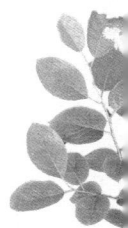

型，给予不同剂量的杜仲叶水提取物，观察其对小鼠肺和细胞中超氧化物歧化酶（SOD）、谷胱甘肽过氧化物酶（GSH-P）及肺血浆中丙二醛（MDA）含量的影响。动物实验表明，提取物组各项指标明显优于对照组和模型组，显示其对D-半乳糖导致的衰老小鼠氧化性损伤具有保护作用。杜仲含有一种可促进人体的皮肤、骨骼、肌肉中的蛋白质胶原的合成与分解的特殊成分，具有促进代谢、防止衰退的功能。

7. 抗菌抗病毒作用

杜仲皮中具有很高含量的绿原酸，绿原酸具有很强的抗菌活性。桃叶珊瑚苷元及其多聚体具有明显的抑菌作用，对革兰阳性菌、革兰阴性菌具有一定的抑菌作用。桃叶珊瑚苷与葡萄糖苷酶一起培养还具有一定的抗病毒作用，能明显抑制乙型肝炎病毒DNA的复制。但是桃叶珊瑚苷本身无抗病毒作用。据报道杜仲茶碱还具有抗HIV活性，具有广阔的抗病毒开发前景。

8. 保肝利胆作用

杜仲能明显地改善CCl_4对肝脏造成的损伤，其机制包括：①增强肝脏SOD的活性，提高GSH、GSH-Px的水平；②抑制脂质过氧化，降低过氧化产物MDA的生成；③抑制NF-κB的活性，减轻肝脏的炎症反应；④增强谷草转氨酶和谷丙转氨酶的活性。京尼平有促进胆汁分泌作用，京尼平苷则有泻下作用，杜仲中含有的绿原酸也有利胆作用，它能增进胆汁和胃液分泌。

9. 其他作用

杜仲还具有防治骨质疏松、抗衰老、利尿、利胆、促进骨折愈合、镇静、镇痛、抗肝损伤、安胎等药理作用。

三、应用

杜仲全身都是宝，其叶、皮及种子既是药品、天然保健品，又是提取杜仲胶的原料。杜仲的干燥树皮是中国传统的滋补类药材，其药用作用历史悠久，已在临床上有广泛应用。从《神农本草经》到《本草纲目》均有记载。《神农本草经》谓其"主治腰膝痛，补中，益精气，坚筋骨，除阴下痒湿，小便余沥。久服，轻身耐老。"2015年版的《中国药典》中记载：杜仲，性味甘温，归肝肾经，无毒，强筋骨，有补肝肾，安胎等功效，可用于肝肾不足，筋骨无力，腰膝酸痛，妊娠漏血，头晕目眩，胎动不安等的症状。

现代研究进一步证实杜仲除具有以上功能外，最新科学研究指出，杜仲具有以下功能：①具有明显的降压作用，而且疗效平稳，无毒、无副作用。②对癌细胞的生成和抗扩散有明显的抑制作用。③具有补肾助阳增强免疫功能的作用。④具有强筋健骨、抗人体肌肉和骨骼老化的功能。⑤具有抗菌抗肿瘤的作用。⑥具有保肝利胆作用。⑦可起到降血脂的效果。⑧保胎作用。⑨具有抑制中枢神经的作用，改善头晕失眠。⑩具有降血糖，治疗糖尿病的

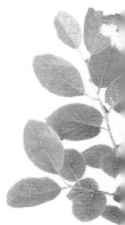

作用。⑪能改善阴茎勃起功能障碍。

其次，杜仲具有很好的保健作用。杜仲作为药食两用的食品有悠久的历史。传统的保健食用方法有：①杜仲茶具有良好的保健功能，能调节血压，恢复血管弹性，保护心脑。②杜仲搭配桂枝煮粥，可以温经通络，除湿化瘀。③杜仲搭配腰花、猪肚可以补肾，强筋健骨。④杜仲煮冬瓜可以补肝肾，利尿化痰，降低血压。适用于慢性肾炎，小便不利，高血压等症。⑤杜仲丹参泡酒，补肝肾，强筋骨，养血活血，祛风通络，主治肝肾虚损，精血不足，腰酸腿痛，络脉痹阻。

四、杜仲的经济价值

杜仲是我国特有的名贵经济树种，全树都具有很高的经济价值。杜仲、杜仲叶原料及其提取物在保健食品、工业、日用品、兽医药等诸多行业都有广泛的应用。

1. 杜仲胶新型材料的开发

杜仲树的叶、树皮和果皮中存在一种细长、两端膨大、内部充满橡胶颗粒的丝状单细胞，它是杜仲胶合成和贮藏的场所，杜仲中杜仲胶的含量极为丰富。杜仲胶是一种天然高分子，国际上习称古塔波胶（Gutta-Percha）或巴拉塔胶。具有在室温下质硬、耐磨擦、耐水、耐酸碱、电绝缘性好，熔点低、易加工的特点，长期以来用作塑料代用品、海底电缆，高尔夫球等。随着对杜仲胶硫化过程规律性认识的深入，现有三大类不同用途的材料：热塑性材料，热弹性材料和橡胶弹性材料。杜仲胶作为热塑性材料具有低温可塑加工性，可开发具有医疗、保健、康复等多用途的人体医用功能材料，如：杜仲胶保健护腰板，代替医用石膏功能的骨折夹板等；作为热弹性材料具有形状记忆功能，还具有储能、吸能、换能特性等，可开发许多新功能材料；作为橡胶弹性材料具有寿命长、防湿滑、滚动阻力小等优点，是开发高性能绿色轮胎的极好材料。由于杜仲制品还有质轻、干净、操作方便、透X线、耐磨、随体性好等特点，可制成假肢套、运动安全护具、矫形器、温控开关、多用途形状记忆接管、防水堵漏材料、雷达密封材料、轮胎等。杜仲胶应用广泛，可望开发成一类新型材料应用于国防、交通、通讯、电力水利、建筑等国民经济建设的各个领域（图6-1）。

2. 保健食品开发

（1）杜仲油　杜仲籽油富含

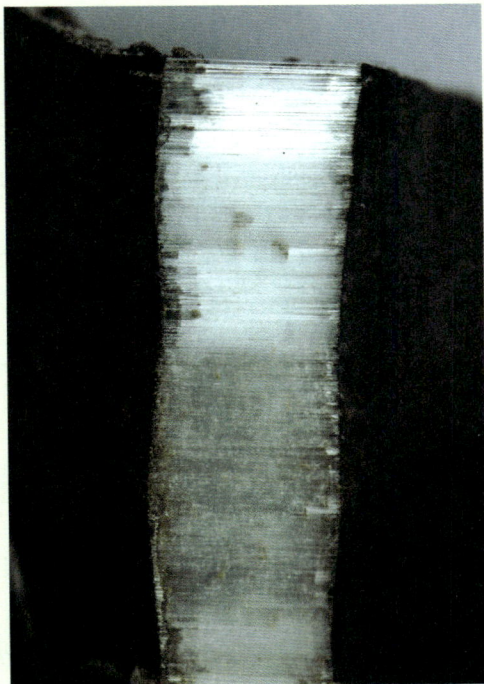

图6-1　杜仲胶丝

α-亚麻酸。而α-亚麻酸是人体必需脂肪酸。在体内极易代谢为多烯不饱和脂肪酸DHA。DHA是大脑灰质的主要组成成分之一，是视网膜组织的重要组成成分，具有明显的降压作用，能预防脑血栓和心肌梗死及抗肿瘤作用。以杜仲果实为原料提取的高品质杜仲油富含营养品质优且有药效功能、安全，现有高档食用油、医药用油、高档化妆用油及其微胶囊化功能新产品开发出来。

（2）杜仲茶　是杜仲叶功能性食品开发最多也是最早的一种，杜仲叶和杜仲花可以直接或通过简单的炮制加工成杜仲茶等保健饮料；其中杜仲雄花茶具有迅速解除人体疲劳、抗衰老、提高人体免疫作用；杜仲茶中含有多种活性物质，绿原酸、桃叶珊瑚苷、黄酮等，而且总氨基酸含量比铁观音、大叶乌龙等名茶要高，不仅营养丰富且香气和口味都很纯正。

（3）以其提取物浸膏为主要原料的功能产品，配以其他原辅料，配制成饮品，比如杜仲可乐不仅含有多种活性成分且口感好，此外还有杜仲挂面、杜仲酱、杜仲冲剂、杜仲口服液、杜仲酒、杜仲纯粉、杜仲酱油、杜仲醋、杜仲咖啡等。

3. 饲料添加剂

近年来的食品安全问题日益凸显，饲料中的添加剂和抗生素得到关注，天然的中草药饲料添加剂逐渐体现出了自己的优势。研究表明了以杜仲叶及其提取物作为家禽、家畜的饲料添加剂，不仅能预防家禽疾病的发生，减少预防用药，增加了食用安全性，还能提高食用品质，增强口感。其主要发挥抗病作用的成分为绿原酸。以杜仲作为饲料添加剂，可以使鸡的产蛋率提高30%～40%，鸡蛋中胆固醇含量大大降低；当用以饲养鱼、虾、蟹、甲鱼、鳗鱼、食用蛙等时也有较好的效果。同时，以杜仲叶为原料的饲料加工技术简单，成本低、见效快，市场前景广阔。

4. 其他

在杜仲木中，经有关专家化验，含有一定的杜仲有效成分，长期使用，对人体具有一定保健作用。杜仲木有洁白光滑、美观耐用的特点，是制作高档家具和木制工艺品的优质材料，同时也可制作优质餐具的杜仲保健筷和杜仲牙签。杜仲叶提取杜仲胶或药用后的胶渣或废渣，也可用以生产具耐酸碱、耐水火并绝缘等特点的新型装饰材料。另外，尚有利用杜仲叶药渣生产复合肥料等，这些产品的开发都有较好的市场前景。

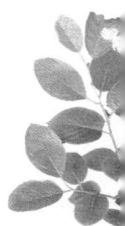

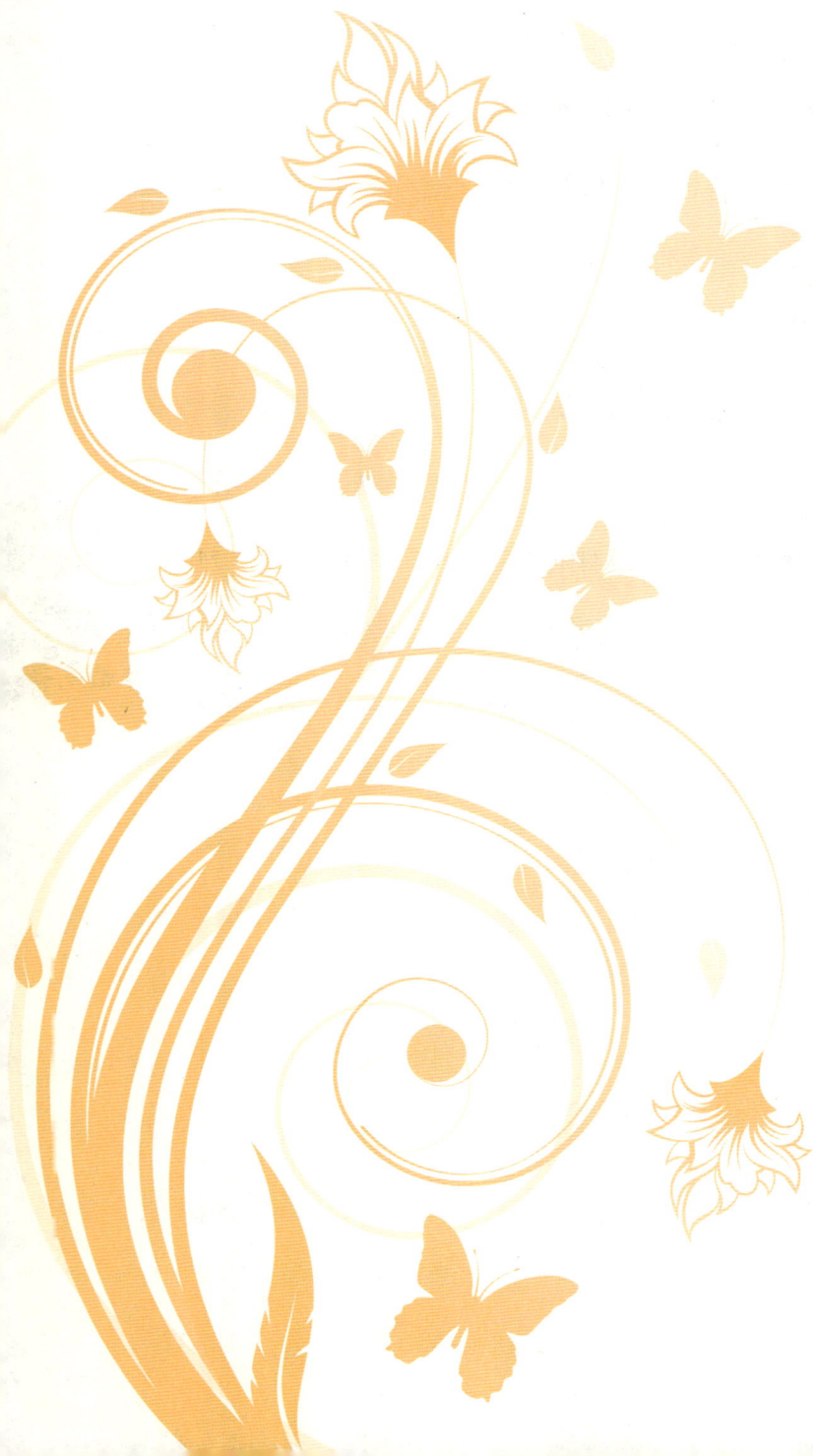

参考文献

[1] 中国科学院《中国植物志》编辑委员会. 中国植物志 [M]. 北京：科学出版社，1986：38.

[2] 周政贤，郭光典. 我国杜仲类型、分布及引种 [J]. 林业科学，1980，16（增刊）：84-91.

[3] 田启健，陈继富. 湘西主要特色药用植物栽培与利用 [M]. 四川：西南交通大学出版社，2015：50.

[4] 李淑容. 不同光照条件下杜仲幼苗叶片桃叶珊瑚苷含量季节变化的测定 [J]. 广西中医学院学报，1999，16（4）：80-81.

[5] 任朝辉，秦军，胡蕙. 贵州不同海拔高度与不同林龄对杜仲质量的影响 [J]. 贵州林业科技，2003，31（2）：9-11.

[6] 郭宝林，刘金亮，孙福江，等. 杜仲的开发利用前景及规范化生产基地建设 [J]. 河北林业科技，2006（B09）：28-30.

[7] 覃正亚. 论湖南杜仲产业发展的策略调整 [J]. 经济林研究，2001，19（1）：66-68.

[8] 梁宗锁. 杜仲丰产栽培实用技术 [M]. 北京：中国林业出版社，2011.

[9] 肖红，马更，高见. 杜仲栽培及管护技术 [J]. 农民致富之友，2013（18）：75，110.

[10] 苏新. 杜仲的快速繁殖（简报）[J]. 中国中药杂志，1990（10）：16-17.

[11] 卫发兴，杨晓忠，钟显. 杜仲剥皮及再生技术 [J]. 河南林业科技，1998（1）：26-27.

[12] 周强，陈功锡，熊利芝，等. 湘西地区杜仲翅果性状多样性的研究 [J]. 中南林业科技大学学报，2014（4）：14-19.

[13] 康传志，王青青，周涛，等. 贵州杜仲的生态适宜性区划分析 [J]. 中药材，2014，37（5）：760-766.

[14] 董娟娥，付卓锐，马希汉，等. 不同干燥方法对杜仲雄花茶品质的影响 [J]. 农业机械学报，2011，42（8）：131-137.

[15] 张明艳. 杜仲对盐胁迫反应的研究 [D]. 兰州：甘肃农业大学，2000.

[16] 罗佳，周小玲，田育新，等. 武陵山区小流域不同年龄结构杜仲人工林生物量研究 [J]. 经济林研究，2015，33（3）：99-102.

[17] 龙彪云，梁福花. 杜仲叶采摘加工技术 [J]. 湖南林业，1995（1）：23.

[18] 祁祥春，谷友芝. 影响杜仲环剥再生的因素及补救措施 [J]. 江苏绿化，1995（2）：35.

[19] 王景波. 散生型杜仲采叶林营造技术 [J]. 河南林业，1995（3）：39.

[20] 余显有，高连三. 杜仲优化培育法 [J]. 国土绿化，2001（2）：36.

[21] 范庆红，马建华. 杜仲平茬试验 [J]. 安徽林业科技，1999（2）：10-11.

［22］国家药典委员会. 中华人民共和国药典：一部［M］. 北京：化学工业出版社，2015.

［23］韦有华. 杜仲及其32种混伪品鉴别［J］. 河北中医，2007，29（1）：61-62.

［24］彭应枝. 杜仲质量控制研究［D］. 长沙：中南大学，2014.

［25］陈海莉. 杜仲叶提取物制备工艺及质量标准研究［D］. 开封：河南大学，2014.

［26］向丽，张贵君，王晶娟. 杜仲的化学成分、药理活性及质量控制研究进展［A］. 中国商品学
会. 第四届中国中药商品学术大会暨中药鉴定学科教学改革与教材建设研讨会论文集［C］.
中国商品学会，2015：9.

［27］陈千良，石张燕，高扬，等. 陕西产杜仲子药材质量标准研究［J］. 天然产物研究与开发，
2014（2）：289-293.

［28］朱景乐，杜红岩，李芳东，等. 3个杜仲品种叶片性状及活性成分质量分数［J］. 东北林业大
学学报，2014，42（3）：42-44.

［29］卿艳. 杜仲对照药材标定技术及质量评价研究［D］. 成都：成都中医药大学，2011.

［30］吕志阳，狄留庆，赵晓莉，等. 盐杜仲饮片质量标准研究［J］. 中药材，2010，33（1）：
30-33.

［31］林芳，王云红，万丽，等. 一测多评法结合指纹图谱对杜仲质量控制的研究［J］. 中国实验
方剂学杂志，2012，18（13）：78-82.

［32］宣志红，寿辉，姚琥，等. 不同干燥加工与贮藏方法对杜仲叶药材质量变化的研究［J］. 中
草药，2013，44（11）：1431-1434.

［33］许晓嘉，李向日. 杜仲生品和盐炙品质量控制探究［A］. 中华中医药学会中药炮制分会. 中
华中医药学会中药炮制分会2011年学术年会论文集［C］. 中华中医药学会中药炮制分会，
2011：4.

［34］孟芹，吴孝林，曹桂华. 杜仲原生皮与再生皮的质量对比分析［J］. 中草药，1994，25（7）：
350-352，390.

［35］董碎珍，李慧春. 杜仲炮制质量之我见［J］. 江西中医药，1995（S4）：66-67.

［36］陈静. 杜仲叶综合利用及杜仲雄花茶质量标准研究［D］. 开封：河南大学，2012.

［37］刘圣金，吴德康，狄留庆，等. 杜仲不同加工方法对其质量的影响［J］. 中国中医药信息杂
志，2007，14（12）：39-40，76.

［38］梁学政. 杜仲不同炮制方法的质量比较［J］. 中国药业，1998，7（12）：19.

［39］冯晗，周宏灏，欧阳冬生. 杜仲的化学成分及药理作用研究进展［J］. 中国临床药理学与治
疗学，2015，20（6）：713-720.

［40］姚丽娜. 杜仲的化学成分研究［D］. 天津：天津大学，2010.

［41］范维衡，徐远祥，刘常五. 杜仲叶和皮的药理作用研究［J］. 药学通报，1979，14（9）：
404-406.

［42］李家实，阎玉凝. 杜仲皮与叶化学成分初步研究［J］. 中药通报，1986，11（8）：41-42.

［43］潘龙，支娟娟，许春国，等. 杜仲糖苷对肾性高血压大鼠血压及血浆ET，NO的影响［J］. 现代中医药，2010（2）：54-56.

［44］王俊丽，陈丕铃. 杜仲的研究与应用［J］. 中草药，1993，24（12）：655-656.

［45］Park S A，Choi M S，Kim M J，et al. Hypoglycemic and hypolipidemic action of Du-zhong（Eucommia ulmoides Oliver）leaves water extract in C57BL/KsJ-db/db mice［J］. Journal of ethnopharmacology，2006，107（3）：412-417.

［46］李榛. 青钱柳、杜仲及绿茶复合降糖配方筛选及作用效果研究［D］. 南昌：江西农业大学，2013.

［47］续俊文，李东，赵平. 杜仲的化学成分（再报）［J］. Journal of Integrative Plant Biology，1989，2：009.

［48］Okada N，Shirata K，Niwano M，et al. Immunosuppressive activity of a monoterpene from Eucommia ulmoides［J］. Phytochemistry，1994，37（1）：281-282.

［49］晏媛，郭丹. 杜仲叶的化学成分及药理活性研究进展［J］. 中成药，2003，25（6）：491-492.

［50］徐诗伦，曾庆卓，潘正兴. 杜仲对细胞免疫功能的影响［J］. 中草药，1985，16（9）：15-17.

［51］刘静，濮智颖，李爱玲，等. 杜仲叶黄酮降血脂及抗氧化作用的研究［J］. 安徽农业科学，2010，38（11）：5631-5632.

［52］郑杰，刘端，赵肃清，等. 杜仲叶桃叶珊瑚苷的酶法提取及其抑菌活性［J］. 中药材，2012，35（2）：304-306.

［53］陈浩. 京尼平苷酸基于FXR抗ANIT诱导胆汁淤积大鼠保肝利胆机制研究［D］. 广州：广州中医药大学，2016.

［54］项丽玲，温亚娟，苗明三. 杜仲叶的化学，药理及临床应用分析［J］. 中医学报，2017，32（1）：99-102.

［55］冉懋雄. 对杜仲叶深度开发的思考与建议［J］. 中国药房，1998，9（5）：203-204.

［56］吕百龄. 杜仲橡胶的应用和发展前景［J］. 中国橡胶，2011，27（6）：10-12.